Anne Schadde

Ginkgo biloba

ANNE SCHADDE

Ginkgo biloba

Eine homöopathische Studie

Verlag Müller & Steinicke München

ISBN 3-87569-172-5

Gesamtherstellung: grafik + druck GmbH, München

Inhaltsverzeichnis

Vorwort

Meine besondere Anerkennung und Dankbarkeit gilt den Prüfern und Prüferinnen, die sich im Selbstversuch der Mühe unterzogen, sich aufmerksam zu beobachten und dies niederzuschreiben. Natürlich auch ein Dank an die Supervisoren, die die Prüfer während der Zeit der homöopathischen Prüfung unterstützten und betreuten. Dank auch an meine Assistentinnen Marion Zachmann und Arntraud Vogl für ihre liebevolle Begleitung bei der Arbeit mit der homöopathischen Prüfung 1995/1996.

An dieser Stelle möchte ich meinen Dank aussprechen an Walter Schmitt, Apotheker der Enzian-Apotheke. Er stellte das Prüfmittel zur Verfügung und stand mir jederzeit mit Rat und Tat zur Seite.

Herzlichen Dank an Silvia Thoma und Micha Wegehaupt. Sie erledigten bei der Erstellung des Repertoriums die wichtige Basisarbeit.

Vielen Dank auch den Kolleginnen Ulrike Kessler und Karin Degkwitz sowie Karin Dünisch, die mir bei der Überarbeitung des Materials Hilfestellung gaben.

Die Teilnahme an einer nach den Anweisungen Hahnemanns durchgeführten homöopathischen Prüfung ermöglicht dem zukünftigen Homöopathen verschiedene Lernschritte. Es wird als erstes das Verständnis für das Ähnlichkeitsgesetz geweckt. Weiter bietet die homöopathische Prüfung einen gleichwertig wichtigen praktischen Teil der Erfahrungsheilkunde Homöopathie (neben den intellektuellen Leistungen wie dem Verstehen der homöopathischen Regeln, dem Auswendiglernen von Arzneimittelsymptomen, der Technik des ‚richtigen' Suchens in Büchern und Repertorien). Wenn sich ein angehender Homöopath einer eigenen Prüfung unterzogen hat, entwickelt er damit Verständnis für das, was andere (in den vergangenen Jahrhunderten bis heute) in den Prüfungen erfahren haben und kann damit die alten und neuen Prüfungen mit ihren Prüfungssymptomen besser studieren und verstehen.

Und letztendlich: Wenn ein Therapeut „Ähnliches“ empfunden hat wird er es leichter im Patienten wiederfinden.

Hahnemann sagt im Organon in § 141 (Fußnote 2) zu diesen Selbstversuchen mit homöopathischen Mitteln: „Ferner wird er durch solche merkwürdigen Beobachtungen an sich selbst, theils zum Verständniß seiner eignen Empfindungen, seiner Denk- und Gemüthsart (dem Grundwesen aller wahren Weisheit) theils aber, was keinem Arzte fehlen darf, zum Beobachter ausgebildet ...“.

Die Übungen verstärken die Wahrnehmung für ungewöhnliche Symptome, für „fremde“ Empfindungen und damit eigentlich für sich selbst. Denn natürlich kann nichts auftauchen, was nicht latent im Inneren schlummerte. Man könnte sagen, daß jedes Mittel nur das hervorruft, was an sich vorhanden ist. Das „Fremde“ ist ja nur erkennbar vor dem Hintergrund des „Eigenen“ und dadurch kommt man in Kontakt mit sich selbst, wie Hahnemann sagt: „... dem Grundwesen aller Weisheit“ (s. o.). Ich habe in den vielen Jahren des Beobachtens solcher Selbstversuche immer wieder festgestellt, daß – ausgelöst durch die Teilnahme an einer homöopathischen Prüfung – bei angehenden Homöopathen tiefe innere eigene Bewußtseinsschritte erfolgten. Nach meinem Verständnis gehört die homöopathische Prüfung zum psychoanalytischen Teil einer homöopathischen Ausbildung und ist damit eine Notwendigkeit für inneres Wachstum. Diese Reife ist nun wiederum Voraussetzung dafür, Patienten in den Lebenskrisen, die Krankheiten hervorrufen können, führen zu können.

Warum nun die Prüfung von Ginkgo biloba? Grundvoraussetzung für das Leben ist die Liebe, sie beinhaltet die Möglichkeit für inneres und äußeres Wachstum. Das Ginkgo-Blatt, seit Jahrhunderten als Liebessymbol verehrt, wie zeigt es sich in einer homöopathischen Prüfung?

Ginkgo biloba und die Erzählkunst

... das Gedicht

Dieses Baum's Blatt, der von Osten
Meinem Garten anvertraut
Giebt geheimen Sinn zu kosten,
Wie's den Wissenden erbaut.
Ist es Ein lebendig Wesen,
Das sich in sich selbst getrennt?
Sind es zwey, die sich erlesen,
Daß man sie als Eines kennt?
Solche Fragen zu erwiedern
Fand ich wohl den rechten Sinn:
Fühlst du nicht an meinen Liedern,
Daß ich Eins und doppelt bin?

Johann Wolfgang von Goethe
„Gingo biloba“ (15. Sept. 1815), aus: West-östlicher Divan

Das Gedicht ist Teil der Divan-Gedichte, einer Sammlung orientalischer Lyrik, in denen sich Goethe in der „west-östlichen Begegnung“ mit der fernen, andersartigen Kultur beschäftigte. In den Gedichten drückt „Hatem“ (Goethes Dichter-Ich) seine Gefühle zu der Liebespartnerin „Suleika“ aus. Das Gingo-Gedicht (Goethe ließ das „harte K“ weg) entstand aus seiner schwärmerischen Liebe zu Marianne von Willemer. Langjährige botanische Studien, die die Grundlage für seine „Metamorphosenlehre“ darstellten, hatten Goethe auf die ungewöhnliche Blattform des Ginkgo aufmerksam gemacht. Goethe hatte die Fähigkeit der mystischen Wahrnehmung, der Ahnung über Kultfunktionen, Vorstellungen über das, was symbolisch und allegorisch zu verstehen ist. Für ihn stellt das Baumblatt die Verbindung von Auseinanderstrebendem dar, die Doppelheit in der Einheit, was symbolisch die Beziehung zu der geliebten, aber von ihm getrennt lebenden (da verheirateten) Marianne von Willemer ausdrückte. Goethe brachte in einem Brief an einen Freund (Briefwechsel zwischen Goethe und Zelter, Hrsg. Max Hecker, 2 Bde. Leipzig 1913–1918) den zeichenhaften Bildsinn in die „rhythmische Übersetzung" seiner Deutung des Ginkgo-Blattes, das vom „Sinn des Ganzen" durchdrungen ist, zum Ausdruck.

... die Mythologie

In dem biographisch-historischen Goethe-Roman „Marianne" des deutschen Schriftstellers Hans Franck (1879–1964), läßt der Autor den Freiherrn vom und zum Stein seinem Gast Goethe die Legende vom wahren Weltenbaum erzählen, eine Art Schöpfungsgeschichte:

„Der östliche Ginkgo biloba ist der Weltenbaum. Auf ihm sind die ersten Menschen gewachsen. Und sie waren, gleich den Blättern, unterwärts zusammengewachsen, oberwärts getrennt. Mann und Frau bildeten, wie das Blatt, zugleich eine erscheinungshafte Einheit und eine wesensgemäße Zweiheit ... Wodurch sich dieser Urzustand geändert hat, wie die Zweiteilung des Menschen zustande gekommen ist, vermag ich eindeutig nicht zu berichten ... Mag nun ein ungeheurer Sturm, welcher den Baum mit Gewalt schüttelte, mag Glücksüberdruck, Erlebnishunger des trotz seiner Zweigeschlechtlichkeit zusammengewachsenen Menschen die Schuld tragen, jedenfalls: An dem Ausgang dieser Nacht befanden sich sämtliche vom Weltenbaum herabgeschüttelten und herabgesprungenen menschlichen Wesen als Mann und Frau auf der Erde. Ihre körperliche Verbindung war gerissen. Sie wurden Zwei. Und müssen nun stets von Neuem sich suchen ... Die Menschen trieben es auf der sich ständig mehr bevölkernden Erde in Liebe und Haß, mit Einung und Trennung so, wie Mann und Frau es bis auf den heutigen Tag – um die Tatsache oder den Schein der einstigen Einheit wieder herzustellen – notgedrungen treiben müssen.

Der Ginkgo biloba jedoch reckte anklagend die kahlen Ast-Arme in den Himmel hinauf. Und Gott erbarmte sich seiner Verlassenheit, die für den Weltenbaum Tod bedeutet hätte. ER ließ, statt der Menschen, aus seinen Zweigen Blätter hervorgehen, welche den Urzustand des Menschengeschlechts für immer versinnbildlichen, da sie – unterwärts zusammengewachsen, oberwärts getrennt – eine lebendige Zweieinigkeit bilden: das irdische Abbild der göttlichen Dreieinigkeit."

(Siehe auch dazu Traum Nr. 154 des Prüfers, der in der gesamten Prüfung die umfangreichsten Symptome zeigte.)

Ginkgo biloba, der Baum

Darwin hat den Ginkgo biloba als „lebendes Fossil" bezeichnet. Die Hauptentfaltungszeit dieser Pflanzengruppe war Jura bis Untere Kreidezeit. Damit gehört unser Ginkgobaum mit 200 Mio. Jahren zu der Gruppe der ältesten Pflanzen dieser Erde. Gleichzeitig wird damit auch die enorme Vitalität dieser Pflanzengruppe dargestellt, die nicht ausstarb, sondern jeden Entwicklungsschritt mitmachte und sich dadurch weiterentwickelte.

Alte Exemplare der Bäume in China und Japan finden sich in der Nähe von Tempelanlagen. Sie werden als heilige Bäume verehrt oder mit Schreinen geschmückt.

Der Ginkgo ist ein Fächerblattbaum. Er gehört nicht zu der Familie der Nadelhölzer und nicht zu den Laubhölzern; er stellt eine eigene Familie mit vielen fossilen Arten dar. Die Eigenart und Schönheit seiner Blätter und seines Wuchses ließ ihn zu einem Parkbaum werden. Wegen seiner Widerstandsfähigkeit gegen Insektenfraß, Bakterien-, Virus- und Pilzkrankheiten und auch Autoabgasen und anderen schädlichen Umwelteinflüssen gehört der Ginkgo zu den beliebtesten Straßenbäumen. In New York/Manhattan bspw. wird er am häufigsten angepflanzt. Er trotzt Feuer und radioaktiver Strahlung. Vielen alten Bäumen wird nachgesagt, daß sie Blitzschlag und Feuersbrünste, Taifune und viele Naturkatastrophen überlebt haben, was die enorme Kraft, die diese Baumart besitzt, widerspiegelt. So wird berichtet, daß bei der Atombombenexplosion in Hiroshima und Nagasaki 300 000 Menschen sofort oder infolge von Verbrennungen und Verstrahlungen den Tod fanden. Ebenso wurde die gesamte Flora und Fauna vernichtet. Nun geschah das, was niemand erwartet hatte: Der Ginkgo-Baum war in der Lage, sich zu regenerieren. Im Forschungsbericht „Die Atombombe und die Universität Hiroshima" steht: „Die Ginkgobäume hatten unter den von der Atombombe geschädigten Pflanzen die stärkste Regenerationskraft ... Im ersten Monat entstanden Neurospora-Bakterien, und die angebrannten Bäume wurden ganz rot. Bei Bäumen, die 2000 bis 3000 m vom Zentrum der Explosion entfernt standen, starben Äste ab, aber im Herbst oder Frühling kamen wieder viele neue Schößlinge hervor ...".

Ginkgo wird als Nutzholz sehr geschätzt. Da es nicht von Schädlingen befallen wird, ist es zur Herstellung von Möbeln, Schnitzereien, Kunstgegenständen und Skulpturen sehr geeignet. In Asien pflanzt man Ginkgo-Bäume in die Nähe von Tempeln und Wohnhäusern, da sie, wie es heißt, Feuer und Unheil abhalten würden.

Die Gestalt des Ginkgo-Baumes variiert von schlanker Säulenform (männliche Bäume s.u.) bis ausladender Kronenform (weibliche Bäume s.u.). Er kann bis zu 40 m hoch wachsen. Auffallend sind die kräftig (aggressiv!?) gegen den Himmel sich emporstreckenden Äste. Im Herbst färben sich die Blätter hellgelb. Er hat einen langen, geraden Stamm und eine aschgraue, im Alter rauhe, rissige Rinde. Das Holz ist leicht und weich, das Mark zart und schwammig.

... die Fortpflanzung

Er ist zweihäusig, d.h. es gibt männliche und weibliche Bäume (Herr Ginkgo und Frau Ginkgo). Sie sind getrennt und dennoch findet eine Vereinigung statt: Die Befruchtung der Samenanlage kann auf dem Baum, aber auch bei auf dem Boden liegenden Samenanlagen erfolgen, was eine Besonderheit dieser Baumgattung ist.

Die männlichen Blüten enthalten Staubblätter, und jedes Staubblatt trägt zwei Pollensäcke. Die Pollenkörner werden durch den Wind übertragen. Die weiblichen Blüten haben zwei (in manchen Fällen bis zu sieben) Samenanlagen, die auf einem langen Stiel stehen. Die Befruchtung findet erst mehrere Monate später statt. Erst wenn die Pollen die weibliche Blüte erreicht haben und eingesogen werden, beginnt die Samenanlage der weiblichen Blüte zu wachsen.

Der reife, pflaumen- oder mirabellenartige Samen hat einen holzigen Steinkern, der von einer harzigen, fleischigen Schicht umgeben ist. Diese zersetzt sich bei der Reife (Buttersäure, Valeriansäure, Capronsäure) und verströmt einen unangenehmen Geruch von ranziger Butter.

... der Entdecker

Der Japan-Reisende Engelbert Kaempfer war der erste, der 1691 den Ginkgo für die westliche Welt beschrieb. Er war Arzt und beschäftigte sich mit Botanik, der sogenannten Materia medica der Pflanzen. Er reiste leidenschaftlich gerne und studierte naturhistorische Phänomene, Landwirtschaft, Geschichte, Politik, Mythologie und Religion. Die Beschreibung des Ginkgo begann er mit: „Ginkgo ist ein Nußbaum mit einem dem Frauenhaar ähnlichen Laube ...“.

... der Name

Die Schreibweise Ginkgo geht auf Kaempfer zurück. In Japan gebräuchlich war „ginkyo“ und bedeutete „gin“ = Silber und „kyo“ = Aprikose. Es wird vermutet, daß durch einen Fehler beim Setzen oder Drucken aus Ginkyo Ginkgo entstand. Das Wort „biloba“, das von Carl von Linné hinzugefügt wurde, ist lateinisch und bedeutet „zweilappig“.

Wegen der farnähnlichen Blätter wird der Baum in China mit „Ya Chio“/“icho“ = „Entenfuß“ bezeichnet. Im Englischen wird Ginkgo „Maidenhairtree“ oder wegen seines Alters „Fossiltree“ genannt. Weitere Namen: „Fächerbaum“, „Japanischer Nußbaum“, „Japanischer Tempelbaum“, „Elefantenohrbaum“, „Vierzigtalerbaum“ oder „Großvater-Enkel-Baum“...

Ginkgo biloba und die Symbolik

... der Baum

Der Baum ist Symbol für Hoffnung, langes Leben, Fruchtbarkeit, Freundschaft, Anpassung, Unbesiegbarkeit.

Als „heiliger" Baum wurde er zu allen Zeiten angebetet, z. B. erflehen Bauern Regen für den Reisanbau.

Uralte Bäume werden verehrt als Mahnmal für den Menschen, da sie Naturkatastrophen, Feuersbrünsten und Atombombenexplosionen standhielten.

Man pflanzte ihn an als Schutzbaum gegen Wind und Feuer. Einem alten Baum in einem Tempelbereich wurde nachgesagt, daß er als junger Baum bei einem Feuer auf einmal Wasser sprühte (eines der sieben Wunder dieses Tempels).

Der Ginkgo ist Wahrzeichen der Stadt Tokyo, der Universität Tokyo.

Über einen Mönch, der wegen Weisheit, Tugend und Askese bekannt war, wurde verbreitet, daß ihn der Baumgeist des ältesten Ginkgobaumes Japans geleitet habe.

... das Blatt

Die fächerartigen Blätter sind langgestielt und werden „aufgegabelte Nerven" genannt. Sie ähneln dem Blatt des Venushaarfarns. Blätter eines jungen Ginkgo-Baumes haben einen tiefen Einschnitt in der Mitte (biloba = zweilappig); bei älteren, ausgewachsenen Bäumen dagegen ist der Einschnitt nicht mehr so markant. Die Blätter erinnern an die Fiedern mancher Farnarten. Auffallend ist, daß sich die aufgabelnden Blattadern *nicht* im Stiel vereinigen, sondern erst in der Rinde des Baumes.

Wie bereits erwähnt „kostete" Goethe in seinem Gedicht den „geheimen Sinn" des Blattes und verherrlichte es als Liebessymbol. Das „Blatt der Liebenden", das die Form eines Herzens hat, gibt, aufgehoben als Talisman, als Buchzeichen oder als Freundschaftszeichen, Hoffnung auf ein friedliches Miteinander.

... das Wesen

Die „Zweilappigkeit" der Blätter oder die „Zweihäusigkeit" der Fortpflanzung zeigt einen möglichen Bezug zu Yin und Yang, männlich und weiblich, Freude und Leid, Leben und Tod, Licht und Schatten, Vergangenheit und Zukunft an.

Die gesamte Natur entfaltet sich aus dem Spannungsfeld zweier Pole: den Gegensätzen von Tag und Nacht, Mann und Frau, Einatmen und Ausatmen usw. Alles ist in Harmonie, wenn die Pole in Balance sind. Ein Vitalitätsverlust entsteht, wenn ein Pol „überbetont" wird und dadurch der andere „verkümmert", denn dann wird das biologische Gleichgewicht gestört, was sich letztendlich in Krankheit äußert.

In unserem Körper birgt das Gehirn beide Pole in sich. In unserer westlichen Kultur wird die linke Gehirnhälfte mit dem kausal-analytischen Denken betont und überbewertet, wohingegen die analog-synthetische Denkfunktion der rechten Hirnhemisphäre vernachlässigt wird (siehe dazu Prüfungssymptome Nr. 9ff). Die einseitige Betonung einer Gehirnhälfte kann zu einem Vitalitätsverlust des Gehirns als Ganzes und einer Degeneration seiner Funktionen führen.

Der Ginkgo-Baum in seiner Gesamtheit stellt nun ein Symbol der möglichen Vereinigung, das Gleichgewicht der Polaritäten dar.

Ginkgo biloba
und die phytotherapeutische Anwendung

... die „Barfuß-Medizin“ der Japaner und Chinesen

In China findet man die ersten Spuren von Ginkgo. Ein chinesisches Medizinbuch, die „Materia medica“ von 1578 erwähnt den Ort Nanking als Heimat des Ginkgos.

Es wird berichtet, daß sehr alte Bäume Auswüchse zeigen, die Luftwurzeln ähnlich sehen. Man nennt sie japanische chi-chi, was „Brust“, „Zitze“ bedeutet. Frauen bitten um Milch zum Stillen der Kinder oder sie schaben etwas von seinen „Zitzen“ ab, lassen es in heißem Wasser ziehen und trinken den Sud, um Muttermilch zu bekommen.

Man sagt den Blättern des Baumes insektizide Wirkungen nach. In China ist es üblich, zwischen Buchseiten Ginkgo-Blätter zu legen, um Papierschädlinge fernzuhalten. Sie werden auch als Wundpflaster bei Hautunreinheiten eingesetzt oder als Tee zur Linderung von Husten aufgebrüht sowie bei Asthma und Skrofulose verwendet. Die Blätter zu Brei verkocht helfen als Auflage bei Frostbeulen. Weiterer Einsatz erfolgt bei Durchblutungsstörungen, Bluthochdruck, Nervosität und Konzentrationsschwäche.

Die Kerne (die „Nüsse“) enthalten Stärke und Proteine und werden in Japan und China in gerösteter Form gegessen. In großen Mengen haben diese Kerne allerdings leicht abführende Giftwirkung. Die fleischige Umhüllung des Kerns bzw. des Samens wird in der Volksmedizin ebenfalls eingesetzt bei Asthma, Husten, Reizblase (Bettnässen), gegen Würmer und Alkoholmißbrauch. Gegrillt gelten sie als sehr gutes Aphrodisiakum für Männer und helfen bei verringerter Spermienproduktion. Sie sollen Kraft in den Unterleib bringen.

Die aus den Samen isolierte Ginkgolsäure vermag in starker Verdünnung das Wachstum von Tuberkulosebakterien zu hemmen. Daher wird die isolierte Ginkgolsäure in China als Heilmittel gegen Tuberkulose angewendet.

Die Frucht galt als kostbar und wurde dem Kaiser als Tribut geschickt. Zerstoßene Kerne werden in der Kosmetik-Branche gegen Faltenbildung und bei Entschlackungskuren eingesetzt.

... die westliche Pharmakologie

Der weltweite Einsatz von Ginkgo als Arzneipflanze begann nach dem Zweiten Weltkrieg (nach dem Wunder von Hiroshima), als man feststellte, daß Extrakte der Ginkgoblätter bei Ischämie, einer Unterbrechung des Blutflusses, eingesetzt werden können:

- bei zerebralen Durchblutungsstörungen bzw. Hirnleitungsstörungen (der verminderte Stoffwechsel im Gehirn kann zu sogenannter Multiinfarkt-Demenz führen)
- bei peripheren Durchblutungsstörungen, besonders der Beine, wie beispielsweise bei der „Schaufensterkrankheit“ und anderen schweren Durchblutungsstörungen
- bei Durchblutungsstörungen im Vestibulum, dem Vorhof des Ohrlabyrinths, die zu Schwindel und Tinnitus führen

In Zellkulturen oder an Versuchstieren wurden folgende Wirkungen der Ginkgo-Extrakte nachgewiesen:
- Erweiterung der arteriellen Blutgefäße und dadurch Verbesserung der Fließeigenschaften des Blutes
- Inaktivierung der sogenannten freien Radikalen, die als Auslöser chronischer Krankheiten und Gefäßkrankheiten gelten
- Wirkung auf die Thrombozytenaggregation durch Hemmung des Plättchen-aktivierenden Faktors (PAF)
- Senkung der Aggregation der Erythrozyten und gleichzeitige Steigerung der Flexibilität

Die arzneiliche Verwendung gründet vor allem auf:
- Flavonoiden, wobei die Flavonolglykoside besonders wertvoll sind

- Terpenoiden, zu denen zählen fünf Ginkgolide und das Bilobalid. Es sind Substanzen, die bisher nur im Ginkgobaum gefunden wurden und ansonsten im Pflanzenreich zu fehlen scheinen
- Ginkgol und Ginkgolsäure, die aufgrund ihrer Toxizität zur erstaunlichen Widerstandsfähigkeit des Ginkgos gegenüber pathogenen Mikroorganismen beitragen

Klinische Studien haben gezeigt, daß eine Leistungsschwäche des Gehirns mit Symptomen wie Gedächtnislücken, Vergeßlichkeit, Konzentrationsschwäche, Ermüdbarkeit, Leistungsminderung, Antriebsarmut, Niedergeschlagenheit, Ängstlichkeit, Schwindel, Kopfschmerzen, Ohrensausen durch die Einnahme von Ginkgo-Präparaten positiv beeinflußt wird. Langzeitstudien in den USA zeigen deutlich, daß Ginkgo-Extrakte die Progression der Demenz vom Alzheimertyp verlangsamen können.

... das Vergiftungsbild

Die Ginkgolsäure wirkt stark hautreizend. Die Erscheinungen sind denen des Giftsumachs (Rhus toxicodendron) ähnlich.

Ginkgo biloba, die homöopathische Prüfung

Über die homöopathische Anwendung von Gingko biloba und über kleine Prüfungen existieren einige Veröffentlichungen. Mit Ginkgo beschäftigten sich Maury in Paris 1933, E. G. Mc Ivor in New Zealand 1971. O. A. Julian führt eine kleine Prüfung in seiner „Materia Medica of New Homoeopathic Remedies" an. Otto Leeser sammelt in seinem „Lehrbuch der Homöopathie" alle Abhandlungen und Hinweise zu einer Studie.

Die allerdings wohl umfangreichste Zusammenfassung der vorhandenen Prüfungen und Studien mit einer zusätzlichen neueren homöopathischen Prüfung in der Zeit 1987 bis 1989 liegt in einer Arbeit von Franz Swoboda und Peter König aus Wien vor. Diese Arbeit ist veröffentlicht in der Documenta Homoeopathica, Verlag Wilhelm Maudrich, Band 13, 1993. Sie bietet einen Gesamtüberblick über das vorhandene Material und eine neue homöopathische Prüfung von Ginkgo.

Die hier nun vorliegende Prüfung konnte mit den Kollegen und Kolleginnen im Selbstversuch im Rahmen des Unterrichts des Schuljahres 1995/96 der Schule der Homöopathie des Homöopathie-Forums in Gauting (Adresse siehe Bezugsquellen) durchgeführt werden. Die Prüfgruppe bestand aus 16 Probanden, die von 16 Supervisoren betreut wurden, darunter 12 Frauen und 4 Männer.

… die Verreibung

Die homöopathische Verreibung und Potenzierung der Ausgangssubstanz fand in der Enzian-Apotheke statt (Mittel in verschiedenen Potenzen können von dort bezogen werden – siehe Bezugsquellen). Verwendet wurden Blatt, Rinde und Wurzel eines Ginkgo-Baumes einer kleinen Gartenanlage im Bereich der Technischen Universität Weihenstephan in Freising. Das Mittel wurde bis zur C 3 verrieben und von hier verschüttelt bis zur C 30.

... die Prüfungsmethode

Geprüft wurde Ginkgo biloba C 30. Jedem Prüfer wurde ein Supervisor zugeteilt, der den Prüfer betreute und beobachtete. Prüfern und Supervisoren waren die Ausgangssubstanz NICHT bekannt. Es fand keine Placebo-Phase statt. Der Supervisor erhob vor Beginn der Einnahme des Prüfungsmittels eine Anamnese, um eine klare Trennung von vorhandenen Symptomen und neuen Symptomen vornehmen zu können. Die Einnahme des Prüfungsmittels in C 30 erfolgte 3x täglich über mehrere Tage mit der Anweisung des sofortigen Absetzens, wenn Symptome auftreten.

Jedes Symptom wurde vom Prüfer sofort aufgeschrieben und mit einem entsprechendem Kürzel als „neues“ Symptom, „altes“ Symptom, „verändertes altes“ Symptom, „geheiltes“ Symptom oder dem Prüfer ganz „ungewöhnlich“ erscheinendes Symptom gekennzeichnet. Nach vier Monaten Beobachtungszeit der Prüfer wurde das Mittel aufgedeckt. In einem Gruppengespräch innerhalb des Unterrichts der Klasse der Homöopathie-Schule entstand ein lebendiges Bild von Gingko biloba.

Danach wurden die Tagebücher ausgewertet, wobei auf die „ungewöhnlichen“ und die „neuen“ Symptome Wert gelegt wurde. Diese Symptome sind hier aufgezeichnet.

Die Prüfungssymptome sind durchnumeriert. Die Zahlen in Klammern im Anschluß an jedes Symptom geben zuerst die Nummer des Prüfbuches bzw. Prüfers an und danach den Tag des Auftretens des Symptoms nach Einnahme des Prüfungsmittels. (Ausnahme: xx bedeutet, daß dieses Symptom über einen längeren Zeitraum oder während der gesamten Verlaufszeit der Prüfung auftrat.) Prüfungssymptome sind meistens die Aussagen der Prüfer, aber in manchen Fällen auch die Feststellungen der Supervisoren über ihre Prüflinge.

… die gesammelten Symptome der neuen Prüfung

Gemüt

Ungewöhnliche Wahrnehmungen

1 Beim Spaziergang im Halbdunkeln im Wald kommen mir Gedanken über Elementarwesen. Ich denke, daß diese Wesen zu den Menschen gehören und fühle mich geborgen. Ich suche nach Verständnis zwischen den beiden Welten und glaube, es drohe mir keine Gefahr, wenn ich sie verstehe. Ich habe starkes Bedürfnis mit der Welt und der Natur zu leben. (14–07)

2 Ich habe das Gefühl, ich kann die Welt klarer wahrnehmen, bin näher an der Natur und enger mit ihr verbunden, als ob ein paar Fensterscheiben vor meinen Augen weggenommen wurden. (14–14)

3 Ich habe plötzlich das Gefühl, als ob sich etwas in meinem Geist ändert. Etwas ist im Wandel, sofern ich es überhaupt begreifen kann. Die Ebene scheint jetzt „verrückt" zu sein. Die Worte, die ich lese, scheinen mehr ins Innere zu gelangen, so als ob ich die Ideen der Bücher mehr in mein Leben integrieren könnte. Ich las über die Polaritäten und verstand etwas ziemlich Fundamentales. (15–xx)

4 Wahrnehmung vor dem Einschlafen als befände ich mich auf einer schräg verlaufenden Achse zwischen Himmel und Meerestiefe, wobei ich auf den Endpunkten der Achse ständig hin- und herwechselte (16–06)

5 Angst beim Autofahren. Gefühl, als führe ein anderes Auto in mich hinein; Furcht vor drohendem Unfall (20–04)

6 Ich bin benommen; auf dem Weg überholt mich eine Frau von hinten; als sie an mir vorbeiging erschrak ich sehr und hatte das Gefühl, als ob sie durch mich hindurch lief. (08–00)

7 Alle Sinnesorgane schmerzen und meine Wahrnehmung ist verschoben: Sehe meine Hände wie mit einem Rußfilm überzogen in der Farbe Indigo. Ich wasche die Hände ständig, um diesen Film abzuwaschen, aber es geht nicht. Es sieht aus, als ob er über meiner Haut in etwa 2–3 cm Abstand ist. (8–xx)

8 Mein Körpergefühl und die Stimmung meiner Träume geben mir das Gefühl, als ob die Lebensenergie aus dem Solarplexus gezogen würde. Ich muß mich konzentrieren, um nicht tiefer in diese Empfindung zu sinken. Wenn ich loslasse, habe ich das Gefühl, in ein schwarzes Loch gezogen zu werden. So muß es sein, wenn der Ätherleib und Astralleib sich vom Körper trennen. Meine Wahrnehmungsstörungen zeigen deutlich, daß ich teilweise außerhalb meines physischen Körpers bin. (siehe auch Traum 144) (08–xx)

9 Fühle mich zwischen zwei Welten. Sobald ich weltgerichtet denken muß, stolpere ich über die Langsamkeit im Hirn. Die Umschaltung klappt nicht, ist blockiert. Intuitives Wahrnehmen funktioniert sehr gut und schnell. Einerseits bin ich zu schnell mit der inneren Wahrnehmung, die dann auf den trägen Eiweißklumpen Gehirn trifft und andererseits zu träge, um analytisch zu denken, was schnell erschöpft. (8–xx)

10 Das Thema: männlich ♂ – weiblich ♀ scheint in mir auf: Anima und Animus; es geht um Spaltung und Vereinigung, um Polaritäten.

11 Das Mittel löst Energie und bindet sie dann wieder: hell/dunkel, schnell/langsam; formlos/Form. Es ist, als ob eine Verbrennung stattfindet. Ich brauche ja so viel Energie: Essen, Essen. Habe schon viel zugenommen. Die geistige Energie wirkt auf einer höheren Ebene. Lernen fällt mir schwer: Ich muß mir erst Bahnen brechen. Eine Barriere liegt auf den Synapsen; linke und rechte Hirnhälfte sind abwechselnd getrennt, so daß einmal ♂ analytisches Denken, dann wieder ♀ intuitives weibliches Denken vorherrschen; zwischendurch eine Art Rauschzustand mit Ruß, der alles mit Müdigkeit überzieht. (siehe Traum Nr. 154) (8–xx)

Empfindungen

Gelassenheit

12 Gelassener und etwas ruhiger als sonst, gute Auffassungsgabe (1–00)
Ich bin ruhiger was die Zukunft angeht, bin optimistisch, es wird schon alles gut gehen. (1–01)

13 Nehme heute alles leicht und lache über vieles, was eigentlich nicht so lachhaft ist. (1–13)

14 Frohsinn, guten Mutes, glücklich, leistungsstark, fit, mehr Zugang zu meinem inneren Erleben (11–04 + 11–06)

15 Konzentration heute ganz gut – Energie auch gut (4–06)

16 Konzentration gut, habe gemalt, fühle mich ausgeglichen. Die Energie und Kraft ist gut, ich beteilige mich aktiv am Unterricht, was vorher nicht war. (15–04 + 15–07 + 15–08 + 15–10)

17 Ruhig und gelassen und gleichgültig Dingen gegenüber, die mich sonst sehr nerven. (9–01)

18 Gelassen gegenüber unerledigten Dingen. (9–10)
Neutral gegenüber Dingen, die früher genervt haben. (9–04)

19 Ist geistig klar, fühlt sich ausgeglichener, mehr in der Mitte (5–01)

20 Geistig fit, trotz wenig Schlaf. Bis spät abends gute Konzentration, wird nicht müde. (5–03 + 5–04 + 5–05 + 5–10 + 5–11 + 5–12)

21 Ich kann klarer denken. Gefühl, näher an allem zu sein, mit intensiverem Erleben (14–07)

22 Sehr ausgelassene Stimmung; ich komme mir vor, als würde ich aus einem Winterschlaf aufwachen mit klarem Kopf und mehr Energie. Ich kann besser auf andere zugehen; ich ziehe mich nicht mehr so in mich zurück. (19–17)

23 Willensstark (5–13)
Supervisor sagt: die Prüferin erscheint selbstbewußter, entschiedener. (5–15)

24 Alle Patienten, die zu mir kommen, haben Partnerschaftsprobleme. Ich empfinde mehr Herzlichkeit und Verbundenheit mit ihnen. (11–05)

25 Seit einigen Tagen singe und summe ich vor mich hin. (11–xx)

Verhalten

26 Sehr kindisch, albern wie ein übermüdetes Kind, spielt den Kasper und wird zynisch bei Tisch. (7–04)

27 Fühle mich witzig, lustig, locker, leicht und unbeschwert, lache ungehemmt, kann über Banalitäten lachen, alles ist witzig; plötzlicher Stimmungswechsel von ernst zu albern, von Lachen zu Traurigkeit. Bedürfnis, kindisch zu sein und das Gefühl, darin nicht verstanden zu werden. Daher geht es mir mit Kindern und den anderen Prüfern gut. Der kindische Zustand ist unerträglich, meine Kinder finden es gut, aber Erwachsene betrachten mich scheinbar argwöhnisch, mein Witz bleibt unerkannt. (17–xx)

28 Stimmung angeregt, wie Schmetterlinge (wie verliebt) im Bauch, mit nachfolgender Traurigkeit und Niedergeschlagenheit (15–01+ 15–03)

29 Lache verwirrt über meine Mißgeschicke, finde es unendlich lustig. (9–00)
Fröhlich, lacht ohne Grund, gute Laune (9–02)

30 Lacht viel, wie beschwipst, Bewegungen fahrig, wie Schwebezustand (20–01)

31 Sprache schnell und albern, lacht nach jedem Satz; aufmüpfig. (16–02 + 16–18 + 16–20)
Gefühl, abgehobener, lockerer zu sein, schwätzt im Unterricht, ist lebhaft, ausgelassen. (16–04)

32 Kontrolliert immer wieder, ob das Fahrrad noch dasteht. (16–xx)

33 Jammern bei Schmerzen; fühlt sich hilflos (16–26)

34 Sprache ruhig, als ob alles im Griff sei (9–xx)

35 Sprache schleppend; wie unter Drogen oder Alkohol (20–01)

Konzentrationsstörungen – Verwirrung

36 Heute abend beim Lernen verstehe ich eigentlich gar nicht was ich lese. Ich lese die Sätze mehrmals, aber irgendwie geht nichts in meinen Kopf. (1–36)
Ich bin nicht gut aufnahmefähig, kann schwer verstehen. Außerdem nervt mich jeder, der etwas von mir will. Ich bin nach außen hin aber oft lustig und muß über vieles lachen. Wenn ich genervt bin, dann will ich meine Ruhe haben und kann niemandem in die Augen sehen. (1–37)
Ich bin wieder sehr schlecht aufnahmefähig in der Schule. Ich vergesse auch sehr viele Sachen. (1–41)

37 Ich bekomme langsam eine Mattscheibe, mußte dreimal etwas durchlesen. (19–00)
Schwierigkeit, mich zu konzentrieren, wie benebelt; Verlangen nach Ruhe; möchte mich hinlegen; wenn mich jemand anspricht, empfinde ich es als Störung. (19–00)

38 Ich habe heute das Gefühl, daß ich dem Unterricht nicht folgen kann. Alles geht mir zu schnell, selbst dem Unterrichtsstoff laufe ich innerlich hinterher. Es wird mir alles zu viel, das versetzt mich in Panik. (4–27)

39 Ich mache vermehrt Schreibfehler und muß ständig korrigieren. (4–22)

40 Mein Namensgedächtnis ist schlecht; selbst Namen aus meinem Bekanntenkreis fallen mir nicht mehr spontan ein. (4–07)

41 Langsames Sprechen und Denken, muß mich zusammennehmen, damit ich etwas mitbekomme. Mir ist, als ob mir die Kraft abgezogen wird. Hilfe!! (8–01)
Monotoner Zustand, alles verlangsamt, Sinne eingeschränkt, Wahrnehmung wie durch Schaumgummi. (8–03)

42 Ich vergesse Namen; Leute stehen vor mir, ich muß lange suchen, bis mir die Namen einfallen. Ich habe eine verzögerte Wahrnehmung: ich sehe und höre alles, kann es aber nicht umarbeiten. Es bleibt nur die Hälfte hängen, wenn überhaupt. Ich muß mich absolut aufs Hören konzentrieren, um etwas mitzubekommen. (8–28)

43 Kann mich nicht konzentrieren, vergesse alles wieder, was ich gelesen habe; kann nichts mehr aufnehmen; alles ist wie im Traum, wie im Film. (8–23)

44 Fehler beim Schreiben; vergesse Buchstaben. Schreiben fällt mir schwer; auch Denken und Handeln sind nicht koordiniert. Das Gehirndenken, welches in Sprache ausgedrückt wird, verlangsamt sich; schreibt in Spiegelschrift und rückwärts. (8–xx)

45 Ich kann nichts mehr in meinem Kurzzeitgedächtnis abspeichern; nur noch alte Erinnerungen kann ich abrufen. Lesen fällt mir schwer. Es bleibt kaum etwas hängen. (8-xx)

46 Beim Mitschreiben in der Schule mache ich laufend Rechtschreibfehler: verwechsele Buchstaben, lasse Buchstaben aus oder schreibe falsch. (15–04)

47 Spüre Druck, kann den Lernstoff nicht durcharbeiten. Fühle mich gestört durch viel Besuch. (5–15)
Gefühl, keine Information mehr aufnehmen zu können. Verlangen nach Ruhe, erschöpft (5–21)

48 Konzentrationsschwierigkeiten (5–17)

49 Unkonzentriert, gelangweilt, gleichgültig. Verwechsele ständig das Datum. (9–00)

50 Wenn ich mich nicht auf etwas konzentriere und in einer Tätigkeit innehalte, „entfällt" es mir sofort. (9–00)
Konzentration schwierig, Gedächtnis schlecht. (9–06 + 9–28)
Konzentration schlecht mit bleierner Schwere; > nach dem Essen (9–72)

51 Kann sich nicht klar und deutlich artikulieren (9–00)

52 Konnte mich mit Bekannten nicht unterhalten, habe den Faden nicht gefunden. (17–34)

53 Konzentrationsschwäche mit Fiebergefühl, Müdigkeit und Schwäche und schwerem Krankheitsgefühl. (14–27)

54 Konzentration schwierig, Gefühl, blöd zu sein; brauche mehrere Stunden, um Traum aufzuschreiben; ich schweife ab in die Leere für Sekunden oder länger, wie mit den Füßen nicht auf dem Boden. ‚Trance ist wie auf einer Woge zu sein, nicht so materialistisch'. (16–01 + 16–18)
Trancezustand, veränderte Wahrnehmung. Wahrnehmung der Sinne und deren Verarbeitung verlangsamt oder Gefühl, als ob alles verlangsamt wäre. (16–18)
Konzentration schwierig, muß Sätze mehrfach lesen. (16–06)

55 Denken ist eingeschränkt; Konzentration sehr schlecht; verwirrt, konfus, vergeßlich (geht z.B. dreimal an einem Tag zum Einkaufen); vergißt Abendbrot zu machen, da so beschäftigt mit anderen unnötigen Dingen, die zu Ende gebracht werden müssen. (20–01)

56 Handlungen verzögert; alles geht langsam; alles ist anstrengend; bekomme nichts auf die Reihe; räume ständig um, aber das Resultat steht in keinem Verhältnis zur aufgewendeten Zeit. (20–xx)

57 Ich bin ausgeschlafen, aber trotzdem schusselig, ich lasse einen Topf fallen. Verbunden mit innerer Unruhe kippte ich noch meine Teetasse um. Mein Gefühl: „Du bist so tolpatschig." (4–20)

58 Angst, etwas in die Hand zu nehmen, weil ich es fallen lassen könnte. Meine Hände sind so unsicher, wenn andere mich anschauen. (7–39)

59 Wartet auf Kollegin, um mit ihr zu fahren; da fällt ihr plötzlich ein, daß sie heute den eigenen Wagen genommen hat. Verwirrung, vergißt Termine; weiß nicht mehr, ob ihr Mann sie abholt oder nicht. (13–01)
Verwirrung, unnötige Panik beim Aufbruch zum Zug. (16–12)

Ruhelosigkeit.

60 Innere Unruhe, als ob Puls beschleunigt wäre, mit Aufgeregtheit, als wenn ich Kaffee getrunken hätte. (14–22)

61 Totale geistige Unruhe, jagende Gedanken mit müdem Körper beim Aufwachen in der Nacht. Ich finde einfach keine Ruhe im Kopf (15–09)

62 Hektisch und unruhig, läuft beim Spazierengehen. (13–06)

63 Planlosigkeit, chaotisch beim Schlittschuhausleihen, allerdings übermütig und waghalsig beim Schlittschuhfahren. (16–17)

64 Gönnt sich keine Ruhe, muß unbedingt fertig machen, was er/sie angefangen hat, obwohl schlapp und kraftlos (20–xx)

Angst

65 Plötzlich Angst, daß eine Hand übers Bettkopfende nach meinem Kopf greift. Ich mußte den Scheitel mit dem Arm schützen. (16–72)

66 Angst beim Erwachen, daß jemand im Zimmer ist und mir etwas antut. (15–10)

67 Ich bekomme Angst als ich sehe, daß jemand auf mein Auto zugeht. Ich denke, mir wird etwas gestohlen. (8–00)

68 Ich bin ängstlich und nervös. Gefühl, alleine zu sein, ich kann niemandem vertrauen und umgekehrt. Ich weiß auch nicht, was

ich aufschreiben soll, es beunruhigt mich, zu wissen, daß ein Fremder es lesen könnte. (7–10)

69 Angst um die Gesundheit, hypochondrisch; > Ablenkung (16–26 + 6–28)

Trauer – Melancholie – Isolation – Tod

70 Antriebslos, deprimiert und pessimistisch gegen Abend; würde gerne nach Hause gehen und mal nichts tun, einfach nur fernsehen und mich berieseln lassen. (1–14)

71 Deprimiert und traurig und fühle mich allein (1–15)
Ich muß weinen als ich mit meiner Frau telefoniere. Meine Stimme ist traurig. Als sie sagt, ich würde mich nicht gut anhören, beginne ich zu weinen und fühle mich total einsam und traurig; ich vermisse es, sie in den Arm zu nehmen und mich anlehnen zu können. So etwas spürte ich vor 10 Jahren, als ich meinen ersten Liebeskummer hatte. (1–28)

72 Ich gehe aus dem Haus und fühle mich so verlassen, einsam und unverstanden und möchte am liebsten in den Arm genommen werden. Den Tränen nahe kommt mir der Text: „Vielleicht wirst du nicht fliegen, vielleicht wirst du nur gehen, irgendwie, irgendwohin, um zu verstehen." (4–13)
Starkes Verlangen nach Anerkennung und menschlicher Nähe mit dem Gefühl „Du bist es wert, geliebt zu werden!" (4–07)
Aus der Stimmung „zu Tode betrübt" heraus möchte ich hier den Text eines Liedes niederschreiben: „Es gibt Tage, da wünscht ich, ich wär nicht hier; nicht in dieser sorgenvollen Welt (Seufzer!), doch die starke Liebe zu Dir; ja, das ist es, was mich hält; ja, das ist es, was mich quält;
Zwischen zwei Gefühlen schwank ich hin und her; und ich fühl mich innerlich so leer,
soll ich's wagen oder verzagen; soll ich sagen, was lieb ich mehr; soll ich sagen, leben ist schwer?" (4–20)

73 Nachdenklich und melancholisch, leicht von äußeren Eindrücken zu beeinflussen. Wenn etwas nicht nach meiner Vorstellung abläuft, habe ich zu nichts mehr Lust. (14–02)

74 Gedämpfte Stimmung – traurig (5–28)

75 Die einzige Möglichkeit, meine depressive Stimmung zu vertreiben, ist, rumzualbern, viel zu lachen und dabei die anderen anzustecken. Fühle mich unsicher dabei, habe Angst, die Kontrolle zu verlieren, und die anderen merken es. Ich würde mich gerne verkriechen. (7–13)
Melancholie, Unzufriedenheit, Unsicherheit – kann sich aber niemandem anvertrauen und überspielt nach außen in übertriebener Art seinen Gefühlszustand. (7–31)

76 Beim Spazierengehen habe ich den Wunsch, mich in den Schnee zu legen und zu sterben. (7–24)

77 Ich mag nicht mehr, ich will sterben; habe Heimweh; fühle mich isoliert, abgeschnitten von der Umwelt. (8–23)

78 Muß plötzlich grundlos weinen. (8–xx)
Mir ist zum Weinen zumute; ich möchte mich aber nicht anfassen lassen; > gutes vertrautes Gespräch in Zweisamkeit; Tränen kommen mir vor Wut. (19–11 + 19–13 + 19–32)

79 Traurig und launisch, werde langsam und müde. (17–00)

80 Neige zu Tränen, die keiner sehen soll (11–09)

81 Gefühl der Leere und des Ausgebranntseins durch Tod meines Vogels (11–24)

82 Traurige Stimmung, wie gelähmt geistig und körperlich. Wäre am liebsten im Bett geblieben und hätte geweint. Ich habe den ganzen Tag nichts Gescheites getan, obwohl vielerlei anstand. (Normalerweise war das nie ein Problem für mich.) Bin unflexibel, kann mich schlecht an andere Umstände gewöhnen. (15–13)
Der Tod meiner Katze trifft mich schmerzlich. Ich machte mir endlose Vorwürfe, daß ich ihr nicht gegeben habe, was sie gebraucht hätte. Trägt den Jammer alleine aus, möchte nicht darüber reden (15–30)

Verlust des Zeitgefühls – Verzögerung – Distanz

83 Mir kommt es so vor, als verging die Zeit viel zu schnell. Ich hänge allem hinterher, komme zu wichtigen Dingen nicht. Ich habe das Gefühl, wie im Halbschlaf zu sein. Ich komme einfach der Zeit nicht hinterher. (4–22)

84 Fühle mich getrennt von der Welt, wie durch Gummihaut oder Glasscheibe. Kann nur verzögert reagieren, langsam und schwer. Die Welt ist wie ein Aquarium und ich stehe davor. (8–01)
Ich bin wie benommen, wie unter Drogen stehend. Gefühl, als ob mir die Kraft aus dem Solarplexus abgezogen wird; > während des Essens. (8–01)
Benommenheit und Eintrübung der Sinne verstärkt sich; ich reagiere verzögert und bin eigenartig ruhig. Die Zeit vergeht so schnell; ich bekomme im Unterricht nicht einmal die Hälfte mit. (8–xx)
Ich bin in der Isolation, getrennt geht alles an mir vorbei. Habe kein Zeitgefühl mehr, die Zeit vergeht so schnell, ohne daß ich sie richtig wahrnehme. Jeder Tag verläuft wie der andere gleich schnell, aber ich bin immer hintendran. (8–xx)

85 Langsamer als sonst, weniger aufgedreht, möchte alleine sein (5–01)

86 Kein Zeitgefühl; Zeit spielt keine Rolle (20–01)

87 Ich brauchte ungewöhnlich lange bis ich den Wecker morgens abstellte und mußte dann überlegen, weshalb er klingelte (16–01)
Ich bekomme im Unterricht nichts mit, aber bin in Gedanken nicht „woanders“, sondern gar nicht erst da. (16–02)
Benommenheit, Trance; kann mich im Unterricht nur auf eine Sache konzentrieren; kann noch nicht einmal nebenher trinken, weil ich sonst nichts mitkriege. Bin unzuverlässig, aber habe keine Gewissensbisse deswegen, eher Egalgefühl. (16–xx)
Verlangsamte Wahrnehmung und Reaktion. Gefühl von Orientierungslosigkeit und Heimatlosigkeit. Momente völliger Gedankenleere; krampfhafter Versuch sich zu konzentrieren, dabei das Gefühl, daß sich alles zwischen den Augen zusammenzieht. (16–xx)

88 Morgens beim Aufstehen etwas benommen. Ich sitze da, und die Zeit vergeht. Ich habe kein Gefühl für Zeit. Ich weiß abends nicht wie spät es ist. Ich habe gewöhnlich nie eine Uhr benötigt, aber wenn das so weitergeht, werde ich wohl eine brauchen. Gefühl, ich lebe nicht in der richtigen Zeit; Gefühl der Orientierungslosigkeit, die Zeit betreffend. Zeitchaos!!! Meine Tochter geht zur Schule, kommt nach 10 Minuten wieder zurück und schimpft, daß ich sie eine Stunde zu früh geweckt hätte. Jetzt merke ich erst, daß es noch dunkel ist. (13–xx)
Meine Familie meint, ich wäre in Gedanken woanders. Ich habe das Gefühl, daß die Flut von Gedanken, die normalerweise durch den Kopf hindurchströmt, jetzt um den Kopf herumfließt und ihn innerlich frei läßt. (13–04)

89 Dumpfes Gefühl wie in Watte. (7–01)
Alles fühlt sich sehr weit weg an, als wäre ich ein Zuschauer im Kino, als bräuchten die Klänge lange, um bei mir anzukommen, als ob alles etwas langsamer sei, dabei bin ich innerlich gereizt und ungeduldig. (7–02)
Gefühl, die Zeit vergeht langsamer. (7–36 + 7–37)

90 Alles ist langsam, die Zeit vergeht zu langsam. (9–01)

91 Er hat alles überspielt, erst einen Monat später hat er die Gefühle rauslassen können. (9–xx)

Orientierungslosigkeit

92 Beim Autofahren habe ich fast einen Unfall gebaut. Bin gegen einen Randstein gefahren, mit voller Wucht. Orientierung verzerrt. Habe auch vergessen, mich anzuschnallen. (8–23)

93 Gefühl der Orientierungslosigkeit in der U-Bahn-Wartehalle. Ich dachte, die U-Bahnen würden jetzt in umgekehrte Richtungen fahren. Ich verlor beim Lesen eines Planes den Orientierungssinn und war etwas zerstreut und verwirrt dabei. (4–06)
Ich unterhalte mich mit meinem Freund, im Hintergrund läuft Radio. Ich frage meinen Freund nach einem Wort, das er gesagt hätte. In Wirklichkeit kam es aus dem Radio. Ich frage mich: „Bin ich jetzt blöd?“ (4–30)

Ich war in der Bibliothek und wollte meine Bücher an der Kasse in Empfang nehmen. Die Frau an der Kasse meinte, ich solle mich vor die Schranke stellen. Ich verstand nicht, was sie meinte und stellte mich an die falsche Stelle. Daraufhin reagierte sie sehr gereizt und pampig. Ich zog sauer und sehr bedrückt von dannen. Zu Hause fiel mir dann als nächstes meine Lieblingstasse aus den Händen und der Henkel zerbrach. (4–20)

94 Fühle mich leichter beim Laufen, kann in der U-Bahn im Stehen nur schwer mein Gleichgewicht halten. Fühle mich schon den ganzen Morgen zittrig; stolperte auf der Rolltreppe und beim Einsteigen in den Bus. (16–02)
Gefühl des Schwebens und der Unwirklichkeit. (16–03)
Benommenheit, Trance, nicht klar und wachsam genug mit dem Gefühl, nicht effektiv reagieren zu können bei Gefahr, aber weniger Angst. (16–10)

95 Ich habe große Umstellungsschwierigkeiten von einem Ort zum anderen. War für viele Stunden wie im Nebel, ich brauchte ewig Zeit, um geistig wieder anzukommen. (15–xx)
Ich war weit weg, nicht richtig da, wie im Winterschlaf. (15–xx)

96 Nachts im Bett habe ich das Gefühl, aus dem Bett zu fallen. (7–37)

Gleichgültigkeit

97 Gleichgültigkeit, ohne Emotion, kann nicht auf äußere Eindrücke reagieren, aber wechselhafte Stimmung. (9–01)
Apathisch sitze ich da und schaue ins Leere. (9–18)
Lustlosigkeit, antriebslos, schlapp (9–24)

98 Prüferin erscheint für andere gefühlskalt, emotionslos (16–03)
Unberührt vom Tod des Schwagers, aber lebhafte Phantasie bei Kinofilm. Die Gefühlsregungen sind verstärkt, dringen tiefer ein, dabei verkrampft sich der Magen. (16–16)

99 Gleichgültigkeit meiner Ausbildungsgruppe gegenüber, die ich nach 4 Jahren verlasse (11–32)

100 Gleichgültigkeit, alles ist egal; Gefühl von Pflicht und Moral spielen keine Rolle mehr; vernachlässigt Pflichten, beschäftigt sich mit Unnötigem (20–xx)

101 Wie taub, fühle mich getrennt von meinen Empfindungen, anästhesiert, obwohl ich alles registriere. Ich fühle mich gefühlslahm, schwer und träge. Nicht einmal im Stau genervt wie sonst (17–06 + 17–14)

Ruhe – Rückzug

102 Will allein sein, will nicht gestört werden (5–16)
Bedürfnis nach Ruhe, gereizt und nervös (5–22)
Bedürfnis, mehr nach innen zu gehen auf der Suche nach Halt. (5–28)

103 Zieht sich in sich zurück, wie von Außenwelt abgeschottet; es kommt von außen nichts heran und will an der Außenwelt nicht teilnehmen (20–01)
Ruhig, redet wenig, habe das Gefühl, die richtigen Worte nicht zu finden. (20–02)
Will sich nicht äußern, aus Angst, sich zu versprechen oder den Faden zu verlieren. (20–01)

104 Alle anderen sind schuld an meinem Übel, will Ruhe haben, habe mich zurückgezogen und vermehrt geschlafen. Kratzig und abweisend, will nicht kuscheln, rollt sich ins Bett ein, will keinen Körperkontakt; distanziert. (7–01 + 7–02 + 7–03)
Habe lieber meine Ruhe, will nicht viel reden (in Gesellschaft). (7–29)
Verlangen, allein zu sein. (7–34)

105 Will nicht gestört werden durch Fragen. In sich gekehrt beobachtet er das Spielen seiner Hände über einen längeren Zeitraum. (9–xx)

Empfindlichkeit

106 Empfindlich gegen Autolärm (14–04)

107 Empfindlich auf Gerüche (16–05)

108 Das schrille Weckerklingeln ist unerträglich. (16–02)
Geräuschempfindlichkeit, kann Stimmen anderer nicht abwehren, überhören und ertragen (16–09)
Geräuschempfindlich, genervt über Gespräche anderer, konnte mich nicht entziehen. Habe kein Gleichgewicht bezüglich einerseits Kontaktaufnahme und andererseits Abgrenzung zur Umwelt. (16–11)

Laune – Reizbarkeit – Ärger – Kampf – Zorn

109 Mich stört das unsinnige Gequatsche oder die mangelnde Arbeitsmotivation der anderen. Ich erfülle gerne meine Arbeit gewissenhaft und mit Freude. Es ist mir wichtig, ein Ziel vor Augen zu haben. So ärgert es mich, wenn die Kollegen die Einstellung haben ‚irgendjemand wird die Arbeit schon erledigen'. (4–21)

110 Ich bin heute beinahe ausgerastet bei einem Streitgespräch. Ich fühlte mich gedemütigt. Mein erstes Gefühl: „Ich könnte ihn an die Wand klatschen." und danach: „Welchen Sinn hat das Leben noch." Aber ich will nichts dazu sagen, will mich nicht ständig rechtfertigen müssen. Nach dem Streit verhalten wir uns sehr distanziert und vorsichtig. Ich kann es ertragen und versuche nicht, zu harmonisieren. Ich weiß, daß ich dann nicht verletzt werden kann. (4–22)
Dieses zerstörerische Mittel läßt mich nicht zur Ruhe kommen und es möchte mich innerlich und äußerlich angreifen. Ich versuche, dagegen anzukämpfen. (4–27)

111 Sie möchte die Prüfung hinschmeißen und wieder zurück zu sich selbst. (15–xx)

112 Reizbarkeit zu Beginn der Menstruation (5–02)

113 Reizbar – zeige Autofahrer, der mich ausbremst, meinen Mittelfinger (war befreiendes Gefühl). (19–01)
Sehr gereizt beim Volleyballspiel; sage endlich mal deutlich meine Meinung und fühle mich richtig gut dabei; kein schlechtes Gewissen wie sonst. (19–02)

114 Erregungszustand mit Schwäche und Zittern. (19–02)

115 Sehr gereizt über den Lärm der Nachbarn (hat mich vorher nicht gestört); könnte richtig ausflippen. (7–01)
Große Reizbarkeit, pingelig bei anderen, alles nervt ihn, kommandiert und befiehlt in der Familie, meckert ständig rum, autoritäre Art gegenüber seinem Sohn, brüllt wegen jeder Kleinigkeit. (7–01 + 7–02 + 7–03)
Zorn, fühle mich verarscht, fühle mich nicht ernst genommen. (7–04)
Ich reagiere sofort gereizt, wenn ich kritisiert werde. (7–33)

116 Ärgerlich und gnadenlos zickig (wie Sepia); sagt jedem die Meinung, aber ist unangreifbar; haut es jedem um die Ohren und keiner hat eine Chance, etwas zurückzugeben. Es geht um Recht und es geht um Widerstand (wie bei Causticum). Wir lästerten bis ins Gnadenlose.
Klarheit, schneidend, klar analysierend; ungeduldig.
Abwertende Haltung anderen gegenüber, z.B. Asoziale in der U-Bahn regen mich auf; fühle mich total selbstsicher, sehr stark, mir kann niemand was tun, was ich nicht will.
Vor Ärger über die Leute konnte ich nicht einschlafen, danach rief ich sie alle an und sprach recht schnippisch. Sage böse Worte vor Ärger, was interessieren mich eigentlich die anderen.
Komme immer wieder zurück auf die alten Geschichten. (22–xx)

117 Gereiztheit wegen Kälte und Schmerzen (16–02)
Reagiere genervt und gestreßt und bin schnippisch; aggressiv mit großer Nervenanspannung, die lange anhält mit extremer Langsamkeit. (16–xx)

118 Gereizt auf den Supervisor, weil sie mir nicht glaubt, was ich sage. (9–00)
Regt sich über Lärm auf, aber zeigt es nicht nach außen. (9–xx)
Unzufrieden, unruhig, genervt, erregt mit kalten feuchten Händen, schnellem Puls und Zittern. (9–11)
Gereizt, Besserwisser, muß „Mosern“ wegen Unrecht und Unfähigkeit der anderen. (9–39 bis 46)

119 Schreie aggressiv und beschimpfe die anderen, reagiere genervt; bekomme einen Tobsuchtsanfall wegen einer Kleinigkeit; Schreien

und Wut steigern sich beim Rauslassen. Entschuldige mich danach bei meinen Kindern. Ich bin wechselnd: aggressiv, unruhig, extrem empfindsam, reizbar und abgehoben. (17–00)
Gefühl von Aggressionsschub, muß den „Stecker rausziehen", damit ich aufhören kann. (17–28)

120 Bin schnell gereizt; kann es nicht aushalten, in einen Autostau zu kommen; fühle mich persönlich behindert; bin unausgeglichen. (8–09)

121 Morgens schlecht gelaunt (11–12)

122 Gefühl, überlastet zu sein, kaputt und abgespannt. Es nervt mich, daß ich nichts mehr aushalte. Möchte mich nur ausruhen und nichts mehr tun. (14–08 + 14–10 + 14–11)

123 Aggressiv morgens beim Aufstehen (20–04)

Modalitäten

124 Verlangen nach Trost, Verlangen, den Kopf anzulehnen beim Reden. (9–00)

125 Verlangen nach Auflösung, nach Verschmelzung mit dem Partner, nach Kuscheln, nach Zärtlichkeiten, nach dem anderen Geschlecht, nach Körperkontakt, im anderen zu versinken; dabei kein Verlangen zu reden. (20–xx)

126 > Essen (8–xx)

Träume

127 Hirnoperation und Manipulation am Hirn. Ich war Krankenschwester. Die Ärzte ließen die Patientin ewig mit offenem Schädel liegen. (20–01)

128 Menschen werden nach ihren Eigenarten eingeordnet (20–03)

129 Fest im Ausbildungszentrum; habe das Gefühl von Isolation. Netter Mann mit Bart kommt und zeigt alles. Attraktion des Festes: Flugzeug zeigt Flugkunststücke und landete auf der Wiese. Dieses nahm ein anderes Flugzeug mit und beide stürzten ab.
Prüferin wachte bestürzt auf, konnte den Absturz nicht fassen. Diese Gefühl blieb noch lange. (20–10)

130 Ich bin zusammen mit einem wunderschönen jungen Mann, sehr fein, sehr feminin, blondes langes Haar, hat nur edelste teure Sachen. Ich denke, der ist toll. Es wird Nacht, wir kuscheln zärtlich, wunderschön. Ich gehe noch kurz ins Bad, um Zähne zu putzen. Über der Pflege der Zähne und dem Nachdenken über den Mann vergeht total die Zeit. Der junge Mann ist ärgerlich auf mich. Aber ich erkläre es ihm und wir führen ein ausgewähltes philosophisches Gespräch. Wir kommen uns näher und plötzlich ist er eine Frau. (22–03)

131 Habe mit meiner Schwester etwas erledigt. Als wir zurückkommen, finden wir mein Auto nicht mehr. Ich suche die Straße ab. Mein Name wird immer gerufen, aber ich weiß nicht von wem und von woher. Dann fällt mir der Parkplatz ein, aber als ich hinkomme ist es nicht da. Ich habe kein Geld zum Telefonieren oder um nach Hause zu fahren. Ich fühle mich hilflos und verwirrt. (13–01)

132 Suche in meiner alten Schule nach einem Lehrer, um irgendetwas mit ihm zu besprechen. Als ich vor dem Lehrerzimmer stehe, weiß ich seinen Namen nicht mehr. Dann fällt er mir doch ein. Jemand holt eine Liste mit sämtlichen Namen, aber der Name ist nicht darauf. Keiner weiß warum. Allgemeine Verwirrung. Ich verstehe das alles nicht. Ich war vollkommen orientierungslos. (13–01)

133 Ich bin bei einer Veranstaltung, und als ich nach Hause gehen will, finde ich meine Jacke nicht mehr an der Garderobe. Die anderen zeigen auf verschiedene Jacken, aber bei näherem Hinsehen erkenne ich, daß es nicht meine Jacke ist. (13–03)

134 Ich sitze am Meer und schaue auf das Wasser. Ich sehe deutlich den Grund: Sand, Steine und Seetang. Während ich hinsehe, entferne

ich mich immer mehr nach oben. Ich bin ganz weit weg und kann an den unterschiedlichen Farben die gesamte Struktur des Meerbodens erkennen. (13–03)

135 Ich bin mit ein paar Leuten in einem Gefangenenlager, um Gefangene zu befreien. Es ist ein schwieriger Weg über Mauern und Zäune. Als wir dort sind ist unser Wille ins Gegenteil verkehrt: wir bewachen sie und lassen zu, daß ihnen schreckliche Dinge angetan werden. Ich empfinde es als grausam, aber wehre mich nicht dagegen. Wache mit Schuldgefühl auf. (13–14)

136 Bin an einem schönen Strand. Plötzlich ist der Sand mit Gräben durchzogen. Ich bin ratlos und weiß nicht mehr, wo ich mich aufhalten soll. (13–14)

137 Ich habe drei lange Warzen im Gesicht. Sie sehen genauso aus wie die Nase von Pinocchio, 10 cm lang. Ich habe eine herausgezogen, jetzt sind noch zwei da. (13–23)

138 Ich bin in einem Boot auf dem Meer. Dort bin ich mit irgendeiner Sache beschäftigt. Die Zeit vergeht. Es wird langsam immer nebliger, ich kann kaum noch das Boot sehen. Das Ufer ist verschwommen. Ich bin beruhigt dadurch, daß die Sonne noch zu sehen ist und mir den Weg zum Ufer weist. (13–24)

139 Ich stehe mit fünf Personen unter eine Baumgruppe. Ein Wind kam auf, es war ein Rauschen in den Bäumen zu hören. Plötzlich knackte es laut, wir schauten alle nach oben. Ich sah einen Ast, der dürr und gebrochen herunterhing. Einem jungen Mann fiel plötzlich in überdurchschnittlicher Geschwindigkeit ein Holzscheit auf den Hinterkopf. Er bricht blutend zusammen. Die Atmosphäre ist beklemmend. Die Wunde sieht aus, als ob der Scheit direkt durch den Kopf geschlagen wäre. ... Dann sehe ich wie ein alter Mann (ein Schamane, frage ich mich?) seinem Gehilfen einen Beutel mit denselben Holzscheiten tragen hilft. ...
Gefühl: ich fühlte fremde Kräfte und Mächte – scheinbar durcheinander, aber doch auf einander bezogen. Mir fiel auf, daß ich gleich handelte, Verantwortung und Führung übernahm auch wenn ich nicht wußte wo es lang geht. (08–00)

140 Kettenkarussell auf Jahrmarkt; es beginnt sich zu drehen; ich beschleunige es; dann wird es sehr schnell und überschlägt sich; die Ketten reißen; ich hatte Angst und Schuldgefühle. (8–00) (siehe Traum 163)

141 Freund trennt sich von seiner Freundin; ich habe ein Verantwortungsgefühl, obwohl ich damit gar nichts zu tun habe.
Gefühl: in meinen Träumen stand ich immer in „Beziehung" zu etwas (8–00)

142 Streit zwischen Mann und Frau; Frau will den Mann umbringen, schlägt auf ihn ein, deckt ihn mit Plastikfolie zu. Sie will, daß er erstickt. Am nächsten Tag steht er vor ihr und sie streiten weiter. (8–01)

143 Wüste, Katastrophe, wir haben Schaufeln, um ein großes Loch für eine Massengrab auszuheben; wir beginnen mitten in der Wüste ein Loch zu graben. Es ist Krieg, viele Menschen sterben.
Stimmung: eigenartig ruhig in Vorahnung (8–01)

144 Schnee mitten im Sommer in Rom (8–03)
Bemerkung: Die Träume sind intensiv. Die Übergänge von Schlaf in Wachzustand sind mir bewußt, aber leider gleiten mir die Eindrücke durch die Verzögerung weg. Ich kann sie nicht halten. Es erinnert mich an einen Rauschzustand mit Filmriß. Ich fühle mich gespalten: versetzt halb im unsichtbaren Äther- oder Astralkörper.

145 Ich bin in einem Konzentrationslager; menschenverachtende Atmosphäre. (08–07)

146 Atombomben-Explosion auf einer schönen Insel; wir flüchten in eine Höhle; das Paradies verwandelt sich in eine graue Wüste. (8–13)
Bemerkung: die Unschuld wurde durch ein Werk von Menschenhand genommen.

147 Thema ‚Frau': ich habe Angst, daß sie mich verläßt (8–22)

148 Ich gehe durch eine zerstörte Stadt; sehe in einem Aquarium Haie, die Menschen fressen; ich habe Todesangst (8–22)

149 Von einer Marsexpedition: der Start war berauschend, diese Beschleunigung und dann kam die Schwerelosigkeit. (8–26)

150 Szene auf Südseeinsel: ich warte am Hafen auf eine Fähre. Ein Mann trägt ein Foto um den Hals mit dem Bild einer Frau, die er sucht. Ich weise ihn darauf hin, daß unter Deck ein Liegelager von Menschen ist, vielleicht ist die Frau mit dabei. (8–28)

151 Auftrag von der Bundeswehr, einen Paß zu sichern. Ein Kollege sitzt wie eine Mumie, wie erfroren, eingeschlafen im Schnee. Aber er wacht wieder auf und bewegt sich.
Bemerkung: eigenartige Atmosphäre in den Träumen; kein Zusammenhang. Ich fühle mich durch die Träume mehr als Zeuge, obwohl ich auch handle. (8–29)

152 Von Erdbeben, Gefahr, ohrenbetäubender Lärm, Erde sackt vor mir in gähnenden Abgrund; Begegnung mit einer Frau; es ist als ob wir auf einem Vulkan stehen. (08–30)

153 Über eine Imagination kann ich gleichzeitig von 25 Personen die Gedanken und Gefühle wahrnehmen. (8–30)

154 Von der kosmischen Katastrophe, einer riesigen Explosion; starke atomare und elektromagnetische Kräfte wirken auf mich ein; absolute Dunkelheit, nur ein pulsierender Ton; es war für mich nicht erkennbar, ob ich mich mit gigantischer Geschwindigkeit bewegte oder in vollkommener Ruhe war. Die Verdichtung schritt voran und wir steuerten auf einen winzigen Punkt hin, kleiner als ein Atom, ein Lichtpunkt – danach absolute Stille, Frieden – unsagbar. Zeuge von Unsagbarem; alles in Einem; Freiheit kein Gegensatz mehr, alles war Bewußtsein. Eine Frau kam mit mir durch diesen Punkt. Es ging um die Vereinigung. Dadurch bildeten sich Raum und Zeit zurück. Ich empfand es als Entfremdung meiner Selbst und doch tat ich es aus Zuneigung zu dieser Frau, Einklang auf seelisch-geistiger Ebene: aus beiden (Mann und Frau) entsteht

neues Universum, Schöpfung entsteht. Das Männliche ist die Form, das Weibliche ist das Leben, die Farbe ist der Inhalt.
Bemerkung: ich wollte nicht aus diesem Traum aufwachen, er hat mich total berührt. Ich bin lange noch sehr benommen von dem Traum. (8–45)

155 Von Invasion (Befreiung) bei welcher die Rebellen in ihren Stellungen erschossen werden (ohne Geräusche). Ich bin in nächster Nähe im Präsidentenpalast oder Hochburg. Verhandlungen mit sturem und gefährlichem Diktator geraten ins Stocken. Ich gehe zu ihm hin, und wir haben über eine Stunde tolle Gespräche (Verständnis). (9–13)

156 Ich betrachte die Wand einer tiefen Schlucht. Dann bin ich am Abgrund, tanzend; später dusche ich in einer Kabine auf dem Abgrund, draußen tobt ein Unwetter, Regen prasselt an die Tür. Untersuchungen laufen, es werden Infos zusammengetragen. (9–15)
Bemerkung: meine Gedanken: War etwas geschehen? – Mord? – War ich beteiligt?

157 Ich fahre mit einem Freund durch die Stadt, wir wollen etwas unternehmen. Im Auto ist ein Backstein, der böse oder vom Teufel besessen ist. Wir fahren zu einer Müllkippe, um den Stein dort runterzuwerfen, aber als wir das tun ist plötzlich mein Freund vom Teufel besessen. Er spricht mit tiefer Stimme und sagt: wir müssen den Stein zurückholen, damit er wieder frei wird.
Gefühl: Ich will etwas Nettes unternehmen und werde verwickelt; ich komme aus der schlechten Situation nicht mehr heraus. Eine höhere Macht, „das Böse“, spielt mit mir; ich bin ausgeliefert. (7–08)

158 Im Mittelalter: eine feindliche Heeresmacht will unser Land erobern. Ich bin ein einfacher Mann, will aber mit anderen gegen die Übermacht kämpfen. Gleichzeitig muß ich auf meine kleine Schwester aufpassen, die ich an einen sicheren Ort bringen soll.
Gefühl: Ich kämpfe mit Mut für die gerechte Sache, Heldenmut! aber gleichzeitig kann ich nicht glauben, daß wir siegen werden. (7–09)

159 In Deutschland oder auf der Welt herrscht Anarchie. Armut und Gewalt sind weit verbreitet, allerdings geht es mir gut.
Gefühl: um mich herum ist die Hölle, aber ich bin noch im Himmel (7–22)

160 Die Flut am Meer reißt unser Zelt und alles, was wir im Urlaub dabei hatten, mit. Ich habe Panik, Gefühl von bedrohter Existenz.
Bemerkung: Nach dem Erwachen aus dem Traum war ich total erschöpft und konnte lange nicht mehr einschlafen. (5–00)

161 Ich fahre mit meiner Schwester nach Hause und sehe mitten auf der Straße einen Schäferhund. Er raste sofort hinter uns her. Ich hatte schreckliche Angst und Panik, rannte zur Türe meiner Eltern, die abgeschlossen war.
Bemerkung: Ich hatte noch Angst als ich aufstand. (4–12)

162 Ich muß mich mit Kollegen vor der Außenwelt schützen. Wir kamen in eine Art Schutzraum von der Größe einer Fabrikhalle, die in verschiedene Einheiten unterteilt war. Wir waren ständig auf der Flucht vor Gefahr durch die Außenwelt. Als ich Kontakt zur Außenwelt bekam, lagen dort einige tote Menschen vor meinen Füßen. Ich flüchtete wieder in den Schutzraum aus Angst vor Giftgas, Strahlung etc.
Bemerkung: Als ich aus dem Traum erwachte, war ich schweißgebadet und voller innerer Angst vor dieser Gefahr. (4–23)

163 Ich sitze mit einer anderen Frau (einem Menschen, dem ich sehr dankbar bin) in einem Karussell. Es dreht sich schneller und schneller bis wir abheben und uns in der Luft bewegen. (4–42) (siehe Traum 140)

164 Ich umarme eine Frau und hebe sie in die Luft. Sie lacht mir entgegen. Ich habe das Gefühl von Freiheit, Ausgelassensein ohne schlechtes Gewissen. (1–09)

165 Das Meer war ziemlich aufgewühlt mit hohen Wellen und ich traute mich nicht bis an den Klippenrand. Es war unheimlich, als ob das Meer mich verschlingen möchte. (1–05)

166 Vom Meer: Der Anblick war einerseits Euphorie und Begeisterung und andererseits Respekt und Unheimlichkeit. (1–03)

167 Von Trommeln die hölzerne Masken tragen.
Gefühl: Nichts zu verstehen, nicht durchzublicken, alles ergründen, erkären und verstehen zu wollen, aber nichts zustande zu bringen, zu beenden. (16–01)

168 Klettere über Zaun auf verbotenes Gelände, gehe über Bergkamm, durchquere Waldstücke, höre Motorsäge, Forstwirt sägt drei schöne, alte, vom Sturm leicht schräge Kiefern um.
Gefühl: Verbotenes zu tun; Zerstörung der wilden rauhen Landschaft; Resignation über Zerstörung und Dummheit der Menschen. (16–04)

169 Hund jagt Rehe und Elche.
Bemerkung: Ich mag Hunde nicht. (16–02)

170 Auf einem Berggipfel befindet sich ein altes Sport-Olympiastadium mit einem altmodischen Krankenhaus.
Bemerkung: Stimmung und Räume waren dunkel, trüb, trostlos, eng, begrenzt, engstirnig, unflexibel = uralte steife Zeit. (16–05)

171 Junger Buchenhain, dessen Bäume gefällt wurden. Daneben steht ein Umweltschutzdenkmal. (16–09)

172 Steigt auf Berggipfel, um vor einer Gefahr zu flüchten. Dort ist ein Kloster mit einer Gemälde-Ausstellung mit zwei berühmten Bildern: „die brennenden Bäume“. Sie erinnern mich an Moses und den brennenden Busch. (16–11)

173 Sieht auf Bergkamm einen Indianerstamm, der Sekunden später verschwindet und wieder auftaucht: an der Spitze drei alte Männer mit viel Federschmuck. Ich sehe den weißen Rauch zum Himmel ziehen und dann verschwinden sie wieder.
Bemerkung: nicht zu wissen, worum es geht. Einen flüchtigen Blick in die spirituelle Welt außerhalb meiner Wahrnehmung werfen zu können. (16–19)

174 Szenen von Verfolgung und Massenvernichtung: viele Leichen – viel Blut. Ich habe viel Angst, ein Fluß ist voll Leichen, das Wasser rot vom Blut. Stimmung wie nach einer Katastrophe, nach einem Krieg.
Bemerkung: ich bin davon unberührt. (19–00)

175 Mehrere Träume nacheinander von Beziehungen, die ich beendet habe. (19–xx)

Schwindel

176 Leichter Schwindel beim Fahren auf dem Rad (9–00)

177 Leichter Schwindel verbunden mit innerer Unruhe; > Aufstoßen (14–22)

178 Immer wieder Drehschwindel mit leichter Übelkeit; > Ablenkung, Gesellschaft
Massiver Schwindel beim und nach dem Treppe-Hochlaufen. (15–xx)

179 Schwindel mit Übelkeit (16–xx)

180 Mir wird schwindelig und schwarz vor den Augen in der U-Bahn; die Heizung erscheint mir feindlich; > frische Luft (13–12)

181 Schwindel beim Erwachen mit Zittern im Solarplexus (8–34)

Kopf

Haare

182 Haare wie plattgedrückt, sitzen nicht richtig (4–02 + 4–03 + 4–10)

183 Meine Haare sind äußerst widerborstig, struppig (7–01)

184 Haare total kraftlos, so fettig von einem Tag auf den anderen, wie in der Pubertät (11–11)

185 Haare fetten schneller (19–14)

186 Haare selbst nach dem Waschen nicht schön; sehr unzufrieden mit dem Aussehen. (15–05)

Ungewöhnliche Empfindungen

187 Gefühl, als ob die Schädeldecke hochspringt. Gefühl, keine Information mehr aufnehmen zu können. Verlangen nach Ruhe, erschöpft (5–21)

188 Kopfschmerzen, als wenn die Schädeldecke abgehoben; > Druck (14–09)

189 Gefühl, als ob aus der Mitte der Schädeldecke Kälte ausströmen würde. (8–60)

190 Gefühl, als laste ein Gewicht auf meinem Kopf, als würde er hinuntergedrückt. (20–21)

191 Druck im Schädel mit Gefühl von Rauschen im Ohr (23–xx)

192 Druckgefühl in Scheitelgegend und oberhalb der Schläfen (13–xx)

193 Habe einen Zisch-Ton im Kopf. Er erzeugt eine Art Ruhezustand, weil so monoton. (08–01)

194 Ich habe das Gefühl, ich muß den Kopf schütteln (19–00)

Kopfschmerzen

Ungewöhnliche Wahrnehmungen

195 Kopfschmerz wie Haarreif, wie Ring um den Kopf mit zugefallenen Ohren (22–xx)

196 Vibrieren am Hinterkopfansatz, hinter den Augen und an den Schläfen mit dem Gefühl, „als ob sich das Mittel im Kopf abspielt.“ (19–00)

197 Gefühl, daß sich alles zwischen den Augen zusammenzieht. (16–xx)

198 Dumpfe Kopfschmerzen, strahlen aus in die Schläfen, besonders linke Schläfe; > Essen (11–00)

199 Drückender Kopfschmerz von innen nach außen, als würde Gehirn auseinanderfallen (vielleicht durch Ärger und Wetterumschwung verstärkt worden). Ich kann nichts mehr machen; Wärme und Ruhe >. Eine Stunde später kam Schüttelfrost und dann war das Gefühl weg. (11–13)

Empfindungen

200 Stechender Kopfschmerz, linke Seite, wie Migräneanfall, mit Frösteln, Beginn des Kopfschmerzes morgens und war den ganzen Tag über latent vorhanden; > Liegen auf der schmerzhaften Seite (11–19 + 11- 21 + 11–22)

201 Meine dumpfen, drückenden Kopfschmerzen v. a. Stirn, Schläfe und Augen sind verbessert, alle Reize verschlimmerten den Zustand (verbessertes Symptom) (1–06)

202 Dumpfe, punktförmige Kopfschmerzen (linke Augenbraue, Stirn und Hinterkopf) zu- und abnehmend, mit Druck im Nacken. Einige Stunden später Wechsel zur rechten Stirn. > Bewegung und Ablenkung (5–00)

203 Dumpfe Kopfschmerzen beim Erwachen in der rechten Stirn (5–01 + 5–17)

204 Dumpfe Kopfschmerzen linke Stirn (5–24)

205 Dumpf drückender Kopfschmerz in Stirn und Schläfen (17–xx)

206 Drückender Kopfschmerz (13–00)

207 Kopfschmerz drückt von oben; > Druck (7–22)

208 Pulsierender Kopfschmerz von Hinterkopf in Stirn, Ohren, Schläfen, Augen und Hals (8–xx)

209 Stechender Kopfschmerz in der Stirn und Hitze im Kopf (9–00)

210 Stechender Kopfschmerz in Stirn (14–26)

211 Stechender Kopfschmerz mit Augenschmerzen; > Dunkelheit; < Licht; < Augenbewegung; < geistige Aktivität (9–04)

212 Stechender Kopfschmerz unter der Schädeldecke beim Erwachen, > starke Massage/Gegendruck; > leichte Bewegung in frischer Luft mit verspanntem Nacken, alles wie zu kurz und dem Bedürfnis zu dehnen
< heftige Bewegung, < Anstrengung (9–24)

Lokalisation

213 Kopfschmerzen von Stirn über Kopf nach hinten (16–13)

214 Kopfschmerzen vom Nacken bis in den Hinterkopf aufsteigend (14–00)

215 Kopfschmerzen im Nacken aufsteigend mit Druckgefühl in Schläfen und Scheitel; Pulsieren in den Schläfen und dumpfes Gefühl im Kopf. (13–xx)

216 Kopfdruck in Stirn und Augen. (15–02)

217 Druck im Kopf v. a. an den Schläfen und hinter den Augen (19–00)

218 Druck über den Augen beim Hochschauen mit Schläfrigkeit und Gliederschmerzen wie bei einer beginnenden Erkältungserkrankung. (15–16)

219 Kopfschmerz einseitig links, Schwäche, Schweiß und Übelkeit; > Essen (9–18)

Augen

<u>Ungewöhnliche Wahrnehmungen</u>

220 Augen schwer, stiere vor mich hin.
Gefühl, als wäre hinter den Augen alles durcheinander; es brummt hinter den Augen. (19–00)

<u>Empfindungen</u>

221 Brennen der Augen beim Erwachen (9–04)

222 Brennen der Augen beim Erwachen und tagsüber (14–22 + 14–23)
Brennen der Augen wie Bindehautentzündung; > Schließen der Augen, Druck, Dunkelheit und frische Luft (14–19)

223 Brennen der Augen mit Gefühl der Überanstrengung, Übermüdung (16–xx)

224 Brennen der Augen (15–02 + 15–03)

225 Druck hinter den Augen (9–05)

226 Druckgefühl auf den Augen (16–01)

227 Druckgefühl von innen nach außen. (08–01 + 08–21)

228 Pupillen verkleinert (16–00)

229 Trockenheit der Augen mit Brennen (9–05)

230 Trockenheit der Augen, als wäre Sand drin (11–23)

231 Bindehautentzündung am rechten Auge mit Sandkorngefühl (20–xx)

232 Gefühl, als ob Gerstenkorn entstehen könnte (11–23)

233 Verkrustetes Sekret in den Augenwinkeln (14–01)

234 Lichtempfindlichkeit der Augen; die Sonne nervt richtig (19–01)

235 Zucken des linken Augenlids (14–23 + 14–24 + 14–25 + 14–26 + 14–27)

236 Zucken des linken Oberlids (16–32)

Augenschmerzen

237 Stechender Schmerz (linker Augenwinkel) beim Schließen der Augen; die schmerzhafte Stelle an den Augen stellt sich als geplatztes Gefäß heraus (11–24 + 11–25)

238 Augenschmerzen bei Kopfschmerzen (9–04)

Sehen

239 Beim Wechseln des Blickes von einem auf den anderen Punkt (Objekt) bleibt das erste Bild in negativer Hell-Dunkel-Schattierung für ca. 5 Sekunden bestehen (langsamer Sehpurpuraufbau). (9–03)

240 Schwierigkeiten, Zeilen zu erkennen, Zeile verschwimmt mit der darunterstehenden (16–05)

241 Unscharfes Sehen, Gefühl, als ob die Augen sich nach innen drehen. (20–01)

Ohr

Ungewöhnliche Wahrnehmungen

242 Empfindung in den Ohren, als ob heiße und kalte Wellen sie durchströmen. (19–05)

243 Gefühl, als läuft kaltes Wasser aus Gehörgang (16–09)

244 Geräusche geringster Intensität klopfen und zucken im Innenohr. (9–04)

Empfindungen

245 Gefühl von Rauschen im Ohr mit Druck im Kopf (23–xx)

246 Hochfrequentes Geräusch in den Ohren (13–05)

247 Plötzlicher Druck in den Ohren mit dumpfem Rauschen und Ohnmachtsgefühl und Angst. (9–06)
Beide Ohren zugefallen nach geringer Anstrengung aus Ruhe.
Knacken in beiden Ohren beim Gähnen und Schlucken, großer Druck im Mittelohr. (9–21)

248 Ohren zugefallen mit Kopfschmerzen aus dem Nacken ausstrahlend (22–01)

249 Druck in den Ohren wie im Flugzeug (16–11)

250 Druck in den Ohren nach langem Husten (16–27)

251 Dicker Knoten hinter der Ohrmuschel (16–12)

Ohrenschmerzen

252 Schmerzen im äußeren Gehörgang mit dem Gefühl, als wäre dort etwas zu groß. (15–05)

253 Stechender, reißender Ohrenschmerz, < Kälte, > Wärme
Ohrenschmerz bei geringster kalter Luft; das Ohr, auf dem ich nicht liege in der Nacht, schmerzt bei Luftbewegung (16–12 + 16–24 + 16–xx)
Stechender Ohrenschmerz, rechts (16–01)

Hören

254 Hören eingeschränkt, Trommelfell wie umgestülpt (20–01)

255 Ich höre schlecht, muß mich absolut aufs Hören konzentrieren, um etwas mitzubekommen. (8–28)

Nase

256 Nachts verstopfte Nase, aber Nasensekret tagsüber dünnfließend und wäßrig. (4–xx)

257 Verstopfte Nase, abwechselnd rechts und links (5–24)

258 Verstopfte Nase, linke Seite (14–22 + 14–23)

259 Verstopfte Nase, Absonderungen laufen in den Rachen (16–xx)

260 Verstopfte Nase, Schleim läuft in den Rachen (20–09)

261 Teils verstopfte Nase, ich kriege schlecht Luft; > nach dem Aufstehen, dann wieder glasig flüssiger Ausfluß. (7–01 + 7–02)
Verstopfte Nase wechselt mit Trockenheit in der Nase (7–36)

262 Wäßrige Absonderungen rechts, trockene Schleimhäute (5–17)

263 Wäßriges Sekret (14–00)

264 Wäßrige Absonderung (16–xx)

265 Helles Blut beim Schneuzen (5–18 + 5–22)

266 Nasenbluten plötzlich, läuft wie Wasserhahn (16–xx)

267 Absonderung milchig-gelb, lockere Absonderung, Schleimhaut trocken. Alte Absonderungen lösen sich, sehen aus wie Plättchen. Nach dem Schneuzen ist Nase ganz frei. (5–17 + 5–19)

268 Gelbe fadenziehende Absonderung morgens (7–03)

269 Geruchssinn gut, unangenehme und angenehme Gerüche waren verstärkt. (17–14)

Gesicht

<u>Haut</u>

270 Pickel am Kinn (5–18)

271 Kleine feste Pickel mit roten Spitzen (7–07)

272 Trockenheit und Röte um den Mund herum. (7–35)

273 Juckreiz in den Augenbrauen, Haut etwas schuppig, leicht rot und offen (11–01)

274 Trockenheit der Lippen (16–xx)

275 Herpesbläschen an der Nasenspitze (14–10)

<u>Aussehen</u>

276 Schwellung um die Augen mit traurigem Aussehen (11–16)
Dunkle Ringe um die Augen (11–19)
Sie sieht heute müde aus, verändert um die Augen, wie krank (11–19)

277 Blässe des Gesichts, abwechselnd mit Röte des Gesichts. (13–xx)

Empfindungen/Schmerzen

278 Gefühl, als wäre ein Loch an der Austrittsstelle des Trigeminusnervs (Nervus maxillaris) mit ziehendem Schmerz; < Kälte, kalte Getränke, süße Getränke. Ich gehe zum Zahnarzt, der kann nichts feststellen. Der Schmerz wird bohrend und erstreckt sich zur rechten Schläfe (11–21 + 11–22)

279 Druckgefühl an der Nasenwurzel, erstreckt sich in die obere Zahnreihe. (16–02)

280 Druck in der Stirnhöhle (20–01)

281 Druck in den Nebenhöhlen mit Zahnschmerzen und Kopfschmerzen (Druck!!) (17–xx)

282 Leeregefühl in den Nebenhöhlen, als ob man alles ausgeschneuzt hätte. (22–03)

283 Anspannung im Kiefergelenk und dadurch fällt das Innenohr zu; mit ständigem Versuch, den Druck zu beseitigen. (22–xx)

284 Schmerzen im Kiefergelenk. (13–15)

Mund

285 Aphthe (1–01)

286 Aphthe (15–05)

287 Aphthe am Gaumen (20–21)

288 Trockenheit des Mundes (9–27)

289 Trockenheit des Mundes morgens (11–00)

290 Punktförmiger Druckschmerz am harten Gaumen mit leichter Schwellung und Verhärtung (14–08)

291 Taubheitsgefühl des Gaumens (8–00)

292 Beißt sich dauernd in die linke Unterlippe beim Essen, bis sie blutet. (15–xx)

293 Kaut oft auf irgend etwas herum (9–xx)

294 Mundgeruch morgens (15–06)

295 Starker Speichelfluß in der Nacht mit Flecken auf dem Laken. (4–47)

<u>Zunge</u>

296 Zunge rauh und trocken in einem umschriebenen Bereich (quer über die Zunge etwa auf der Hälfte der Zunge, ca. 1 cm breit) mit Empfindungsstörung. (5–15)

Zunge rauh und trocken (seitlich auf der Zunge, kleiner Streifen) (5–19)

297 Trockenheit der Zunge mit „krankem" Geschmack (16–13)

298 Zunge dick gelb-grün belegt (16–28)

299 Zunge bleibt an den Zähnen hängen beim Sprechen, verspricht sich dadurch leicht (20–02)

300 Schweregefühl der Zunge; Druckgefühl auf der Zunge; Zunge schmerzt (8–00 + 8–01 + 8–06)
Brennen der Zungen mit „Lochgefühl"; Zunge weiß belegt. (8–xx)

301 Bläschen auf Zungenspitze (17–28)

<u>Geschmack</u>

302 Metallgeschmack; giftig, synthetisch (17–xx)

Zähne

Ungewöhnliche Wahrnehmungen

303 Gefühl, als ob die oberen Schneidezähne zu lang wären. (16–30 und 16–47)

Empfindungen

304 Schneidezähne empfindlich auf kalte Luft (5–15)

305 Zahnfleischschwund am rechten unteren Schneidezahn (11–15)

306 Ein Stück Backenzahn bricht ab. Der Zahnarzt stellt großes kariöses Loch fest (hatte ich schon viele Jahre nicht mehr.) (11–38) Nachbeobachtung: 3 Monate später hatte ich noch einmal einen so kariösen Zahn.

307 Zahnfleisch wund; brennend bei Druck oder Berührung mit der Zunge. (15–12)

308 Zahnfleischbluten beim Zähneputzen (16–xx)

309 Zahnfleischbluten beim Zähneputzen (17–28)

310 Zahnfleischbluten beim Zähneputzen (19–xx)

Zahnschmerzen

311 Zahnschmerz in plombiertem Zahn (16–xx)

312 Druck in den Zähnen, spürt die Zahnplomben (17–xx)

313 Ziehender Zahnschmerz beim Erwachen. (7–10)

314 Ziehender Schmerz in den unteren Molaren, erstreckt sich zu den Schläfen; > Zusammenbeißen der Zähne. (17–xx)

Innerer Hals

Ungewöhnliche Wahrnehmungen

315 Gefühl von Krümel im Hals, der nicht wegzuschlucken ist. (20–xx)

316 Gefühl, als wenn die Mandeln gespannt wären und langsam anschwellen. (13–19)

317 Sie hat den Eindruck, als ob die Mandeln geschwollen wären (obwohl Mandel-OP vor vielen Jahren). Der Schmerz nervt sie, sie muß den Tag durchstehen. (11–19)

Empfindungen

318 Leichte Trockenheit im Rachen, schmerzlos, mußte viel Speichel runterschlucken, damit es feuchter wird. (1–00)

319 Muß sich oft räuspern mit leichter Heiserkeit, schmerzlos; Stimme ist etwas tiefer. Beim Räuspern kommt etwas Schleim hoch. (1–00 + 1–03)

320 Muß viel Räuspern mit zähem Schleim. (13–12)

321 Schleim läuft von der Nase in den Rachen (13–xx)

322 Schleim im Hals, muß sich oft räuspern (14–19)

323 Schleim läuft im Rachen herunter, muß ständig Schlucken, muß sich oft räuspern. (20–01 + 20–21)

324 Innere Unruhe wird im Hals gespürt. (14–00)

Schmerzen

325 Halsschmerz leicht um die Mandeln; < Schlucken von Schleim (1–05)

326 Halsschmerzen fangen rechts an; < Leerschlucken, Bewegungen des Unterkiefers (5–17)
Leichte Halsschmerzen links (5–18)

327 Wunder Halsschmerz; < links; in Ruhe spürbar (7–00)
Halsschmerz; jetzt rechts < (7–01)
Halsschmerz zieht zum rechten Ohr, besser nach dem Aufstehen aus dem Bett (7–02 + 7–36)
Halsschmerz leicht beim Schlucken, rauhes Gefühl abends. (7–04)

328 Wunder Halsschmerz (16–06)
Schluckschmerzen in Rachen und Gaumen; Hals extrem trocken, kann nicht mehr schlucken ohne Flüssigkeit; Gefühl Trachea klebt zusammen mit Erstickungsgefühl; muß alle 20 Minuten trinken sonst klebt der Hals zu; morgens so heiser, so daß kein Wort gesprochen werden konnte;
Gaumen und Rachen entzündet mit sichtbarem Enanthem und gleichzeitigem Exanthem auf der Haut; Rachenentzündung schmerzhaft, klebendes Gefühl mit dunkelroten Pünktchen an der Uvula. Die Entzündung flaut ab und kommt dann heftiger wieder. (16–13 bis 16–33)

329 Halsschmerz wie wund; < Schlucken; Ursache: kalte Luft (9–08)
Halsschmerz beim Erwachen; < Schlucken; mit Abhusten einer zähen gelben Kruste (9–28 + 9–29)

330 Halsschmerz durch kalten Wind (14–19)
Kratzende Halsschmerzen; > warme Getränke (14–19)
Halsschmerzen beim Erwachen, die tagsüber verschwanden (14–19)
Brennen im Hals (14–24 + 14–25)

331 Leichte Halsschmerzen; < Leerschlucken; > warme Getränke (11–07)
Rauher und wunder Hals – Klimaanlage war zu warm (11–08)
Leichte Halsentzündung durch stickig-warme Luft; > warme Getränke (11–09)

332 Linke Tonsille schmerzhaft, kratzend wund; > warmes Trinken; < Leerschlucken (20–03)
schmerzhafte Tonsillitis (20–21)

333 Halsschmerz; < Schlucken (17–00)

Äußerer Hals

334 Carotis pulsierend (11–19)

335 Halslymphknoten geschwollen (11–31)

336 Lymphknoten rechts angeschwollen (16–01)
Lymphknoten geschwollen (16–13 + 16–27)

Magen

337 Zittern im Solarplexus, sehr unangenehm, geht über in die Arme und Hände (8–xx)

338 Druckempfindlichkeit des Solarplexus mit stechenden Schmerzen im Magenbereich (19–xx)

339 Sodbrennen (1–06)
Leichtes Sodbrennen im Rachen und Hals (1–00 + 1–01)

340 Saures Aufstoßen, so als ob der Mageneingang nicht verschlossen wäre. (16–26)

341 Ständiges Aufstoßen (20–01)

342 Appetitlosigkeit (9–06)

342 Appetitlosigkeit und schnell gesättigt (15–15)

343 Appetitlosigkeit und Abmagerung (20–xx)

344 Extremer Heißhunger; wenn sie nicht bald was zu essen bekommt, weiß sie nicht mehr, was sie tut. (11–41)

345 Großer Hunger (15–04)

346 Extremer Durst, trinkt in großen Mengen (16-xx)

347 Übelkeit und leichter Schwindel (15–04)

348 Übelkeit, Magen zieht sich zusammen, auch beim Fahren im Auto und Zug. (16–11)

349 Übelkeit vormittags mit Appetitlosigkeit (19–02)

Magenschmerzen

350 Magenschmerzen, als ob sich der Magen zusammenzieht kurz nach dem Kaffeetrinken (11–28)

351 Verkrampfung des Magens bei Emotionen (16–16)

Abdomen

Empfindungen

352 Viel Kollern, Geräusche und Blähungen mit Abgang (19–xx)

353 Blähungen tagsüber mit dem Gefühl, als ob Gelatine- oder Pudding-Bauch (14–21)

354 Blähungen; aufgequollenes Gefühl; < Sitzen; < Druck des Hosenbundes; kein Abgang von Blähungen (20–04)

355 Starke Leberschwellung (8–21)

Bauchschmerzen

356 Ziehende Unterbauchschmerzen, dumpf, als ob die Menses eintreten würde nach dem Sodbrennen (4–05)
Unterbauchschmerzen haben sich verändert, sie sind heftiger,

dumpf, ziehend, leicht kolikartig, als wolle alles nach unten drängen und starker Stuhldrang. Viel weicher, breiiger Stuhl. Ich fühle mich schwach und ausgelaugt; > im Bett liegen und Wärmflasche und Ruhe. (4–08)

357 Krampfartiger, ziehender, zirpender Schmerz; < Druck (16–18)

358 Heftige krampfartige Schmerzen unterhalb des Nabels; > Liegen auf dem Bauch. (13–11)

359 Stechender Schmerz in der linken Leistenbeuge; kommt und geht in Abständen. (13–19)

Rektum/After

360 Stuhlgang spärlich (1–07)

361 Stuhlgang morgens mehrfach und plötzlich direkt nach dem Aufstehen (14–02 + 14–07 + 14–08)

Schwallartige Entleerung von dünnflüssigem Stuhl (14–01)

362 Stuhlgang morgens mehrfach direkt nach dem Aufstehen (wie bei Lampenfieber) (19–09)

363 Stuhlgang mehrmals täglich (15–xx)
Diarrhoe (15–01)

364 Starker Stuhldrang morgens, treibt aus dem Bett, mit dem Gefühl von Diarrhoe aber Stuhl ist hart (kleine Kugeln) und viel Flatulenz. (4–06)
Vermehrt Stuhldrang, der Stuhl ging explosiv mit Blähungen und kleinen Klumpen ab. (4–30)

365 Gefühl von Schwere, nach unten ziehend; Gefühl der Darm ist voll; mit ständigem Stuhldrang und mehrfachem Stuhlgang (20–05)

366 Unverdauter dünner Stuhl morgens, als ob der ganze Darm ausgeräumt wird (20–06)

367 Diarrhoe nach großen Mengen Fettbrühe und Tee, vorher lautes Bauchkollern. (16–02)

368 Starker Druck auf dem Rektum ohne Stuhldrang (5–10)

369 Ich hatte starken Stuhldrang und verspürte Schmerzen (wie wund) durch starkes Pressen. Gefühl, als ob der Stuhl sich nicht von mir trennen wollte. Der Stuhl war aber weich und voluminös. (4–22) Hämorrhoiden schmerzen wieder nach starkem Stuhldrang. Gefühl, als ob der Stuhl nur zögerlich rauswollte, aber er war normal geformt, nicht hart. Sehr starkes Brennen und Wundheitsgefühl am Anus, sehr empfindlich gegen Berührung. Winzig kleine hellrote Blutung dabei. (4–26)

370 Stuhl schwer entleerbar (19–08)

371 Wundheitsgefühl im Rektum nach Stuhlgang (16–18 + 16–24)

372 After wund und schmerzhaft (20–21)

373 Wundes brennendes Gefühl am After (7–37)

Stuhl

374 Schwergehend, wie Schafskot (11–04)

375 Stuhl ist voluminös (11–28)

376 Stuhl, hart (14–21)

377 Stuhl, unverdaut, dünn (20–06)

378 Stuhl, dünnflüssig; schwallartig (14–01)

Blase

379 Starker Harndrang trieb mich aus dem Bett (1–00 + 1–01)

380 Reichliches Wasserlassen jede Nacht zwischen 2 und 5 Uhr (9–xx)

381 Häufiges Wasserlassen in der Nacht zwischen 23 und 4 Uhr (8–xx)

382 Muß nachts häufig aufstehen zum Wasserlassen (13–03)

383 Muß innerhalb einer Stunde dreimal kräftig Wasserlassen. Ich wußte gar nicht, woher das viele Wasser kommt. (11–01)
Blasenentleerung schwierig, langsam, dünner Strahl (11–01)

384 Blasenentleerung schwierig, Strahl wie verstopft (8–35)

Harnröhre

385 Leichtes Brennen in der Harnröhre am Ende des Wasserlassens (11–01)

386 Harnröhren-Entzündung nach Geschlechtsverkehr wurde geheilt. (Patientin)

Männliche Genitalien

387 Kein sexuelles Verlangen. (7–01 + 7–02 + 7–03 + 7–35)

388 Impotenz trotz großer Lust, mit heißem Gefühl am ganzen Körper und Schweiß (9–00)

Weibliche Genitalien

389 Krämpfe in der Vagina, im rechten Unterleib, ausstrahlend in den Anus (16–02 + 16–16)

390 Ziehende Schmerzen in den Ovarien (29–21)

Menstruation

391 Menstruation verfrüht; helles flüssiges Blut mit kleinen dunklen Klümpchen; Blutung relativ stark, kaum Beschwerden. (4–21)
Menstruation ist sehr stark, es läuft und läuft und hört nicht auf (hellrotes sehr flüssiges Blut). (4–22 + 4–23 + 4–46 + 4–75)

392 Menstruation verfrüht (nach 25 Tagen) (5–01)

393 Menstruationszyklus verkürzt mit schwacher Blutung (15–xx)

394 Bauchschmerzen bei Beginn der Menstruation, Wundschmerz im Bauch; > Wärme (11–45)
Menstruation in großen Klumpen und viel stärker als sonst (11–46)

395 Menstruation ohne Schmerzen (verbessertes Symptom) (16–16)

396 Schwäche während der Menstruation mit dauerhaftem krampfartigen, dumpfen Schmerzen im Unterbauch; > + < durch Druck (14–26)

397 Schmerzhafte Menstruation mit Übelkeit und Schwäche; > Aufstehen und Bewegung (20–22)

Sexualität

398 Sexuelles Verlangen vermehrt (15–04)

399 Starkes Bedürfnis nach Sexualität und Verschmelzung (20–10)

Kehlkopf

400 Gefühl, im Kehlkopf sitzt etwas und ist durch husten nicht wegzukriegen. Trockenheitsgefühl im Kehlkopf; dachte, ich würde ersticken und stellte mich deshalb in der U-Bahn an die Tür. (16–30)

401 Heiserkeit kommt plötzlich, obwohl nicht viel geredet. (16–33)

402 Stimme ist rauh und klingt nasal (16–34)

Atmung

403 Flacher Atem mit schwachem, unsicheren, ängstlichen Gefühl in Bauch und Brust. Tiefes Luftholen verbessert meine Stimmung (7–14 + 7–15)

404 Atmung eingeschränkt, kann nicht tief einatmen, wie Last auf der Brust; > Aufstoßen (20–01 + 20–03)
Gefühl, nicht richtig durchatmen zu können; > ständiges Aufstoßen (20–21)

405 Atmung flach und schwer; > Gähnen (14–xx)

Husten

406 Husten mit wundem Brustschmerz den ganzen Tag über (7–04)

407 Husten mit Schleim in den Bronchien (14–22)

408 Husten durch Erstickungsgefühl; nach Kitzeln im Hals kommt der Hustenanfall von tief unten aus der Lunge; es schmerzte, so daß ich die Brust halten mußte beim Husten. Gefühl, keine Luft mehr zu bekommen, weil irgendetwas blockiert war; ich hustete bis Gesicht knallrot war und ich klar-flüssigen Schleim erbrach; die Lunge schmerzt wie wund, besonders nach dem Husten; es kribbelt in der Lunge, als würden Gefäße aufgehen. (16–xx)

409 Husten mit blutigem Auswurf; Husten beim Lachen; Husten durch starken Parfümgeruch in der U-Bahn; Husten läßt sich nicht unterdrücken mit dem Gefühl, sie würde sonst ersticken; abends im Bett das Gefühl, Flusen von der Bettdecke einzuatmen. 16–xx)

Auswurf

410 Auswurf schleimig mit etwas Blut, ohne Schmerz (7–09)

Brust

Empfindungen

411 Hitzewellen steigen von der Brust in den Kopf (16–26)

Schmerzen

412 Stechender Schmerz in der Brust durch Anstrengung (11–00)

413 Stechender Schmerz beim Einatmen in der linken Seite der Brust, zieht in das linke Schulterblatt (20–01)

414 Stechender Schmerz am linken Rippenwinkelrand (19–22)

Lunge

414 Wundes Gefühl in der Lunge. Gefühl, nicht richtig durchatmen zu können, die Atmung ist behindert; > ständiges Aufstoßen (20–21)

415 Stiche im linken unteren Lungenflügel (11–23)

416 Wundes, überdehntes Gefühl in der Lunge; Schleimhäute des gesamten Atemtrakts total trocken. (16–26)

417 Täglich Schmerzen in der Lunge durch Tabakrauch und wenn ich auf ein Gesprächsthema keine Lust hatte. (16–xx)

418 Krampfartiger plötzlicher Schmerz an der Lungenbasis im Rükken, erstreckt sich nach vorne zur Brust. (16–02)
Schmerzen im Brustkorb, scheinen von der Lunge zu kommen. Gefühl, Lunge sei überdehnt mit wundem Gefühl an der Lungenbasis. (16–18 + 16–19 + 16–25 + 16–25)

Herz

419 Druck auf der Brust wie von Angst (11–27)

420 Stiche im Herzen nachmittags und abends; so muß es sein, wenn jemand einen Herzinfarkt hat. (11–31)
Erwacht durch starke Herzschmerzen. Stechender Schmerz, als ob ihr jemand ein paar Mal ein Messer in die Brust jagt. Im ersten Moment denkt sie: hoffentlich habe ich keinen Herzinfarkt. Die Schmerzen sind so stark, daß sie beunruhigt ist. Sie steht zum Frühstück auf und legt sich sofort danach wieder ins Bett und schläft tief und fest. Die Herzschmerzen sind nach wie vor da; < Darandenken. Gegen Abend sind die Herzschmerzen fast weg, aber ein Gefühl im Brustkorb und Rücken, als ob sie einen Muskelkater hätte, blieb zurück. (11–42)

421 Kurzer stechender Schmerz in Herzgegend; tief atmen tut weh. (16–26)

422 Anhaltender dumpfer Druck, handtellergroß, am Herzen, ohne Panik; „Herzdruck“ (17–xx)

423 Starkes Herzstechen, wunder Schmerz (08–22 + 08—xx)

424 Starkes Herzklopfen (20–01)

425 Heftiges Herzklopfen nach dem Essen; > Gehen in der frischen Luft (13–17)

426 Starkes Herzklopfen, das im ganzen Körper, vor allem aber in Halsschlagadern und Oberbauch zu spüren ist. (19–04)

Mammae

427 Brüste schwellen an mit Schmerzen (20–37)

Rücken

Ungewöhnliche Wahrnehmungen

428 Heißer Energiefluß durch gesamte Wirbelsäule bis zur Schädeldecke (08–00)

Empfindungen

429 Im Nacken Gefühl von Schwere, wie eine Last (14–00)
Nackenmuskulatur verstärkt angespannt (14–05 + 14–06)

430 Ziehendes Gefühl zwischen den Schulterblättern; > frische Luft und > Drücken der Schulter nach hinten (14–00)

431 Muskulatur der gesamten Wirbelsäule angespannt (14–06 + 14–09)
Kälteschauer über den Rücken (14–19)

432 Kälteschauer am Rücken (15–04)

Rückenschmerzen

433 Starke Nackenschmerzen morgens, kann den Kopf nicht richtig nach links drehen (1–35)

434 Nackenschmerzen ganz plötzlich beim Treppabwärtsgehen; kann den Kopf nicht mehr nach rechts drehen, nicht nach vorne und nicht nach hinten beugen (15–06)

435 Nackenmuskulatur verspannt; Gefühl wie erschlagen (20–06)

436 Nackenschmerzen mit Steifheit, schlechter rechts; zieht vom Nakken in Occiput; versucht ständig zu reiben, um die Muskeln weich zu bekommen (22–01)

437 Nackenschmerzen, erstrecken sich zum rechten Ohr; < Liegen, Drehen des Kopfes; > Bewegung (13–17)

438 Stechende Schmerzen im Nacken und die Wirbelsäule entlang beim Neigen des Kopfes nach vorne. Nacken ist verspannt und steif (19–xx)

439 Muskelzuckungen im Bereich der Brustwirbelsäule (16–xx)

440 Schmerzen im Lumbalbereich mit Steifheit des Rückens; Gefühl, als würde Rücken entzweibrechen (16–xx)

441 Leicht ziehende Schmerzen in der Lendenwirbelsäule; < Sitzen; > Gehen (13–03)

442 Rückenschmerzen wie zerschlagen; > Bewegung, Wärme (13–16)

443 Ischialgie (8–xx)

444 Stechende Schmerzen im ISG-Bereich und auch im kleinen Bekken, teilweise Erstreckung in den linken Fuß (Ischiasverlauf) (19–13)

Extremitäten

Ungewöhnliche Wahrnehmungen

445 Gefühl, als ob die Beine Stelzen wären, ich habe keinen Bodenkontakt (7–30)

446 Gefühl, meine Beine sind wie Gummi (14–21)

447 Gefühl, als ob Füße und Unterschenkel in Eiswasser stehen (14–00)

448 Glieder wie mit Blei gefüllt, jede Bewegung bedarf großer Überwindung und Anstrengung (9–21)

449 Schwere Beine wie bei Muskelkater mit Trägheitsgefühl (17–14)

Empfindungen

450 Brennen der Fußzehen (8-xx)

451 Taubheit der Handinnenfläche (8–38)

452 Gang stolpernd; stolpere auf der Rolltreppe (16–02 + 16–03)

453 Unsicherheit der Hände; Ungeschicklichkeit (7–39)

454 Tolpatschig (4–20)

455 Schwitzen in den Kniekehlen (11–27)

456 Zucken mit dem linken Arm beim Einschlafen, dabei aufgeschreckt. (5–00)

457 Muskelzuckungen innerlich, unwillkürlich, im linken Arm (7–23)

458 Zittern beider Arme und des gesamten oberen Rumpfes; Muskelzittern (8–xx)

459 Ruhelose Beine in der Nacht, muß sie ständig bewegen; das nervt mich entsetzlich (22–03 bis 22.06)

460 Ruhelose Beine, muß sie bewegen (08–26)

461 Unruhe der Beine nachts (7–36)

462 Schwäche der Hand, so daß mir der Stift aus der Hand fällt (9–00)

463 Lahmes Gefühl im linken Bein; > Bewegung; habe den Eindruck, meine gesamte Beinmuskulatur ist schlaff (Lähmigkeit wie MS) (11–33)

Kälte – Wärme

464 Eiskalte Hände und Füße, aber Kopf heiß und rot (5–29)
Eiskalte Hände, mag den Schultisch nicht berühren, weil er so kalt ist. (5–30)

465 Eiskalte Hände und Kälte am Rücken. (15–04)

466 Füße und Hände sind eiskalt (16–xx)

467 Eiskalte Hände und Füße (20–xx)

468 Sehr kalte Füße. (7–36)

469 Eiskalte Füße, Füße wie Eiswürfel (14–01 + 14–02)
Kalte Hände, rechte Hand kälter als linke (14–01)

470 Eiskalte Hände und Füße (ich war sonst immer ein warmblütiger Mensch) (8–xx)

471 Kalte Füße und warmer schweißiger Körper morgens. (7–37)

472 Heiße Hände und eiskalte Füße und Waden, (11–25)

473 Gefühl von eiskalten Füßen, aber beim Anfassen sind sie nicht kalt; auch sonst ist mir nicht mehr kalt, sondern eher warm (14–xx)

474 Hitze in den Gelenken (Ellenbogen, Handgelenk, Fußknöchel) (11–26)

Gliederschmerzen

475 Brennender Schmerz in den Hand- und Ellenbogengelenken (11–27)

476 Spannungsgefühl und Schmerz im Daumenendgelenk mit leichter Schwellung und Wärme; > Kälte (14–20)

477 Schmerzen, als würden sich die Gefäße der Beine verkrampfen, von der Hüfte bis zum Fußknöchel; > heißes Baden (16–27)

478 Schmerzen im Hüftknochen; < Hohlkreuz; < Bauchlage (11–28)

479 Leichte Schmerzen in der linken Hüfte (13–05)
Starke ziehende Schmerzen in der linken Hüfte, strahlen in den Oberschenkel aus (13–05)

480 Stechender Schmerz an der Innenseite des Meniskus bei bestimmten Bewegungen ohne Anstrengung; z.B. treppabwärtsgehen (17–29)

481 Brennende Schmerzen in den Kniegelenken; > Bewegung (13–14)

482 Stechende, pulsierende Schmerzen im linken Großzehenballen; < Bewegung;
Stechender, wellenartiger Schmerz auch in Ruhestellung (14–07)
Ziehende rheumatische Schmerzen im linken Sprunggelenk (14–09)

483 Knochenschmerzen; > Bewegung; < Liegen (11–28)

484 Gliederschmerzen – wie bei Grippe; konnte mir kaum die Füße kalt duschen, da die Haut zu empfindlich war. (17–00)

Frost

485 Schüttelfrost nachts; kann mich nicht erwärmen.
Sitze in der S-Bahn und friere; komme mir wie ein Eisklotz vor. (11–xx)

Schweiß

486 Vermehrtes Schwitzen in der Nacht; ich schwitze insgesamt mehr. (11–27)

487 Schweiß am Körper mit eiskalten Händen (15–12)

Fieber

488 Fieber mit Hitzewallungen und Schweiß und dem Gefühl, zu glühen (16–27)

Haut

Besondere Empfindungen

489 Gänsehaut beim Berühren der Haut durch den Pullover. (5–30)

490 Taubheitsgefühl und Kribbeln der Haut (16–01)

491 Haut fühlt sich anästhesiert; heiß und kalt war nicht spürbar (17–11)

Hautausschläge

492 Nach dem Duschen kleinfleckiger, konfluierender roter Ausschlag (ähnlich wie Masern) 16–15)
Exanthem auf der Haut mit Enanthem im Rachen und am Gaumen (16–13)

Schlaf

493 Schweres Einschlafen (5–00)
Schlaf unruhig, erwacht durch Alptraum. (5–00)
Schlaf unruhig, mehrmaliges Erwachen, grundlos. (5–01)

494 Schlaf unruhig, flacher leichter Schlaf mit mehrmaligem Erwachen (14–xx)

495 Schlaf unruhig, erschreckt bei jedem Geräusch, erwacht durch starkes Schwitzen mit Kältegefühl. (16–xx)

496 Schlaf unruhig durch innere Unruhe und Angst mit jagenden Gedanken. „Überdreht" geschlafen und geträumt. Morgens beim Erwachen sehr unerholt, braucht lange, um einigermaßen fit zu sein. (15–xx)

497 Ich konnte kaum schlafen, es waren so viele Gedanken da. (7–30)

498 Erwacht durch starkes Schwitzen (11–23)
Erwacht mit dem Gefühl, als ob ich innerlich friere mit Schüttelfrost, kann mich nicht erwärmen. (11–25)

499 Erwacht von einem Traum und ist hellwach. (5–24)

500 Schlaf schwer und tief. Zerschlagen, müde, matt und benommen beim Aufwachen; > Aufstehen und Essen. (08–02)

501 Müdigkeit morgens, auch nach viel Schlaf (9–xx)

Allgemeines

Ungewöhnliche Wahrnehmungen

502 Absencen, wie weggetreten, manchmal für einige Sekunden als würde sich die Sicht verändern, alles anheben und wieder runtersinken. (16–02 + 16–03 + 16–04)

Gesamtenergie

503 Es geht mir abends besser als tagsüber (1–00)
Energie ist gut, brauche keinen Mittagsschlaf, obwohl wenig geschlafen. (1–06)

504 Ich fühle mich fit, obwohl ich schlecht geschlafen habe (11–07 + 11–08)
Ich bin sehr belastbar, aber gehe über meine Kraft hinaus bei der Arbeit; daher fühle ich mich nun überarbeitet und schlapp, möchte Ruhe haben (11–16 + 11–18 + 11–19)

505 Müdigkeit, Schwerfälligkeit (5–02)

506 Große Müdigkeit und großes Schlafbedürfnis (15-xx)

507 Große Müdigkeit mit Erschöpfung. (16–22)

508 Erschöpft und müde, körperlich und geistig, wenig Energie (20–03)

509 Starke Müdigkeit, wie zerschlagen; > Hinlegen. (13–00 + 13–05)

510 Schwächlich während Schnupfen, konnte nichts mehr machen. (7–01 + 7–02 + 7–03)

511 Schlappheit, als wäre eine Schleuse geöffnet worden, durch die Energie entweicht; lege mich wie betäubt hin; lähmende Müdigkeit (9–00 bis 9–28)

Kälte-/Wärmeempfindung

512 Hitze während des Schlafes, zieht sich aus, wirft Kissen aus Bett (5–00)
Kälte war fast wie ein Schmerz, starkes Verlangen nach Bewegung (5–06 + 5–07)
Mir war es den ganzen Tag warm, nur die Füße waren kühl (5–15 + 5–19)
Starkes Frieren, obwohl es im Zimmer warm war (5–30)
Starkes Frieren mit Abneigung ins Freie zu gehen (5–31)

513 Mir ist sehr heiß (11–15)

514 Mir ist sehr kalt, ich sitze direkt am Ofen, während allen anderen warm ist. (7–36)

515 Gefühl, als ob die Kälte bis zu den Knochen geht (14–00)

516 Kältegefühl wie von beginnender Grippe (13–00)
Kältegefühl in der Nacht, muß mit Pullover und Leggins ins Bett gehen (sehr ungewöhnlich) (13–xx)

517 Kältegefühl stark mit eiskalten Händen (15–04)

518 Frostschauer durch den ganzen Körper, Eiseskälte am ganzen Körper (20–xx)

519 Kälteempfindlich und empfindlich gegen Zugluft (16–xx)

Nahrung

520 Verlangen nach Salami (5–05)

521 Alle Symptome besser durch Kaffee (7–03)

522 Verlangen nach Kaffee (9–00)

523 Verlangen nach Kaffee, der nicht gut tut (11–23 + 11–28)

524 Verlangen nach Fettbrühe (Fleischbrühe, obwohl Prüferin Vegetariern ist). (16–xx)

525 Verlangen nach Coca-Cola (16–xx)

526 Verlangen nach Essig; Essig bessert (16–xx)

527 Verlangen nach Pikantem, Scharfem (8–xx)

528 Verlangen nach Süßigkeiten (8–18)

529 Verlangen nach Schokolade und Vanilleeiscreme (15–xx)

530 Verlangen nach Obst (20–xx)

Modalitäten

531 Verlangen nach Bewegung (5–07)

532 Alle körperlichen Beschwerden weg oder besser nach Schlaf (7–38)

533 < geschlossener Raum, > frische Luft (16–xx)

534 > frische Luft; > Bewegung (08–xx)

535 > frische Luft (14–27)

536 > Essen, dadurch Gewichtszunahme (08–xx)

... die Themen der Prüfung (Zusammenfassung)

Nach § 111 des Organons ist nun in der homöopathischen Prüfung herauszufinden, was „jeder Stoff nach seiner Eigenthümlichkeit“ an zuverlässigen Symptomen zu erzeugen fähig ist. Was sind die sich aus der vorliegenden homöopathischen Prüfung ergebenden „besonderen, ungemeinen, eigenheitlich sich auszeichnenden (charakteristischen) Zeichen“ nach § 154 des Organon?

Die nachfolgende Zusammenfassung ist ein Versuch, die ungewöhnlichen Symptome und Wahrnehmungen in einen Zusammenhang zu bringen, um vielleicht einen tieferen Einblick in „homöopathischen Ginkgo“ zu bekommen und damit eine Arbeitshypothese zu erstellen.

Die hochgestellten Ziffern zeigen die Nummern des Prüfungssymptoms in der hier vorliegenden Prüfung. Daher kann der Gesamttext der einzelnen Symptome dort nachgelesen werden.

Es wurden Ausschnitte aus der Prüfung von Swoboda/König, Leesers Lehrbuch der Homöopathie und O. A. Julian's Materia Medica (siehe Literaturverzeichnis) zur Bestätigung der sich aus dieser vorliegenden Prüfung ergebenen Symptome hinzugenommen.

Gemüt

Das Ginkgo-Thema von Einheit und Zweiheit, von Auseinandergerissensein und Wiederfinden (siehe Mythologie) bezogen auf die Liebe zeigt sich auch in ungewöhnlichen Wahrnehmungen der Prüfer: „Es geht um Spaltung und Vereinigung, es geht um Polaritäten: Anima und Animus.“[10] Auch die Polarisierung erscheint: „Linke und rechte Hirnhälfte sind abwechselnd betont, so daß einmal analytisches Denken, dann wieder intuitives erscheint. Das Mittel scheint die Möglichkeit der Balance zu bieten, wenn eine Seite stark überbewertet wurde."[11] Auch auf der körperlichen Ebene wiederholt sich dieses Gefühl: „Gefühl, als würde Rücken entzweibrechen."[440] „... als würde Gehirn auseinanderfallen"[199] und als Empfindung nach einem Traum: „Ich fühle mich gespalten."[siehe Bemerkung zu Traum Nr. 144]

Ein Symptom zeigt die ‚Wippe', d.h. den Kippmechanismus unserer Polarität: „Wahrnehmung vor dem Einschlafen, als befände ich mich auf einer schräg verlaufenden Achse zwischen Himmel und Meerestiefe, wobei ich auf den Endpunkten der Achse ständig hin- und herwechselte."[4] Die „Umschaltung klappt nicht: Einerseits bin ich zu schnell mit der inneren Wahrnehmung, die dann auf den trägen Eiweißklumpen Gehirn trifft, und andererseits zu träge, analytisch zu denken, was schnell erschöpft."[9]

Ungewöhnliche Symptome wie: „Gefühl, als führe ein Auto in mich hinein"[5] oder „Gefühl, als ob eine Person durch mich hindurch laufen würde"[6], „plötzlich Angst, daß eine Hand übers Bettkopfende nach meinem Kopf greift. Ich mußte den Scheitel mit dem Arm schützen"[65] (siehe auch Kopf „Scheitel") beschreiben das „Verrücken" der Realität, der „Trennung von Ätherleib und Astralleib"[8] wie es ein Prüfer formulierte.

Die Wahrnehmung der Welt ist verändert: „Alle Sinnesorgane schmerzen und meine Wahrnehmung ist verschoben; ich sehe meine Hände wie mit einem Rußfilm überzogen in der Farbe Indigo"[7], „schreibt in Spiegelschrift und rückwärts"[44], „Rauschzustand mit Ruß"[11] „Trancezustand"[54, 87, 94], „Gedankenleere"[87] [bei Julian „Nebulöser Zustand mit dem Eindruck der Unwirklichkeit."].

Es zeigte sich beachtliche Konzentrationsschwäche „ich verstehe eigentlich gar nicht, was ich lese"[36] oder „Namensgedächtnis ist schlecht"[40, 42, 132], die bis zu komplettem Blackout während einer Arbeit führte: „Ich kann nichts mehr in meinem Kurzzeitgedächtnis abspeichern; nur noch alte Erinnerungen kann ich abrufen; lesen fällt mir schwer; es bleibt kaum etwas hängen"[45] und eine „Gedankenleere mit dem krampfhaften Versuch, sich zu konzentrieren"[87]. Es besteht eine „verzögerte Wahrnehmung der Realität; habe den Faden nicht gefunden“[52, 103] [in der homöopathischen Prüfung von Swoboda/König „vergeßlich“; „verloren“; „Blackouts“; „kann nicht klar denken“; „Wortfindungsstörungen“; „vergesse alles“].

Die Aufmerksamkeit ist nicht mehr zentriert: „ich bin schusselig, tolpatschig, lasse Dinge fallen“[57, 58] [Swoboda/König „ungeschickt“, „stößt Dinge um“, „läßt fallen“]. Dazu „innere Ruhelosigkeit“[60ff.]

Durch das Problem der „verlangsamten“[41] Wahrnehmung und Reaktion erscheinen Symptome wie „ich bekomme im Unterricht nicht einmal die Hälfte mit“[42, 84]. Die Zeit wird nicht richtig eingeschätzt „die Zeit vergeht zu schnell oder zu langsam“[83ff.] oder „Gefühl, ich lebe nicht in der richtigen Zeit. Zeitchaos! Ich habe gewöhnlich nie eine Uhr benötigt, aber wenn das so weitergeht, werde ich wohl eine brauchen“[88]; „Handlungen verzögert; bekomme nichts auf die Reihe; räume ständig um, aber das Resultat steht in keinem Verhältnis zur aufgewendeten Zeit“[56].

Durch die veränderten inneren Abläufe entstehen „Umstellungsschwierigkeiten von einem Ort zum anderen“[95]; „als bräuchten die Klänge lange, um bei mir anzukommen“[89] oder das Gefühl wie im „Winterschlaf“[95] oder wie im „Halbschlaf“[83] zu sein. Oder auch „Bin unflexibel, kann mich schlecht an andere Umstände gewöhnen.“[82]

Wichtiges Thema der Prüfung ist das „Gefühl von Orientierungslosigkeit und Heimatlosigkeit“[87]. „Orientierungslosigkeit in der U-Bahn-Wartehalle; ich dachte, die U-Bahnen würden jetzt in umgekehrte Richtungen fahren; ich verlor beim Lesen eines Planes den Orientierungssinn und war etwas zerstreut und verwirrt dabei“[93] und „Ich war in der Bibliothek und wollte meine Bücher an der Kasse in Empfang nehmen; die Frau an der Kasse meinte, ich solle mich vor die Schranke stellen: ich verstand nicht, was sie meinte und stellte mich natürlich an die falsche Stelle“[93]. Dadurch entsteht das „Gefühl, blöd zu sein.“[54] [Swoboda/König: „Sucht einen Fahrkartenschalter in einem U-Bahn-Waggon, in dem es gar keine Fahrkartenschalter gibt.“].

Das Gefühl, wie ein „Kind“ zu sein oder „kindisches Verhalten mit Lachen und Albernheit, jammern und Stimmungswechsel“[26,27] an den

Tag zu legen, zeigen unterschiedliche Umgangsweisen mit der Verwirrung.

Ver-zwei-flung als Thema der Spaltung wird ausgedrückt mit: „Wunsch, mich in den Schnee zu legen und zu sterben; Gefühl, alleine zu sein“[76]; „ich kann niemandem vertrauen; ich bin total einsam und traurig“[71]; „Liebeskummer“[71]; „Heimweh“[77]; „Einsamkeit, Isolation“ [84] mit Flucht (?) in die Welt der Poesie. Eine Prüferin schreibt aus der Stimmung „zu Tode betrübt“ heraus den Text eines Liedes.[73] Viel Trauer erscheint mit dem „Gefühl der Leere und des Ausgebranntseins durch Tod meines Vogels“[81]; „Tod meiner Katze“[82] mit „Tränen, die keiner sehen soll“[80] [bei Swodboda/König heißt es: „Selbstmitleid“, „grundlos depressiv“].

Reaktionen wie „zieht sich in sich zurück, wie von Außenwelt abgeschottet; es kommt von außen nichts heran“ 103 oder Rückzug in Verbindung mit Verärgert-Sein „Verlangen nach Ruhe; möchte mich hinlegen; wenn mich jemand anspricht, empfinde ich es als Störung“[37] [diese zeigten sich auch in der Prüfung von Swoboda/König „verstellt die Tür in ihrem Zimmer, so daß jemand, der hereinkommt, sofort merkt, daß er unerwünscht ist“ oder „wortkarg, möchte mit niemandem reden“. „wünsche mir, Eremit zu sein“; „menschenscheu“).

Und weiter noch „gefühlskalt, emotionslos“[98]; „wie taub, fühle mich getrennt von meinen Empfindungen; wie anästhesiert, obwohl ich alles registriere“[101].

Eine wichtige Rolle spielt der Zorn „ich bin heute beinahe ausgerastet bei einem Streitgespräch“[110]; „Reizbar, zeige dem Autofahrer, der mich ausbremst, meinen Mittelfinger (war befreiendes Gefühl)“[113]. Die Reaktion ist „schnippisch, gestreßt mit Aggressionsschüben“[116]; „es geht um Recht und es geht um Widerstand“[116]; „Schreie aggressiv und beschimpfe die anderen, reagiere genervt“[117] [bei Swoboda/König „Ärger über sich selbst und andere; unfreundlich“; „gereizt, jähzornig“], [bei Julian „Verlangen, die anderen und sich selbst zu kritisieren“; „unterdrückter Ärger mit dem Verlangen, etwas zu zerreißen“].

Schwindel

viele Schwindelsymptome[176ff.]: Drehschwindel, verbunden mit Übelkeit usw. [in Leesers Lehrbuch der Homöopathie „Störungen des Gehör- und Gleichgewichtssystems mit Drehschwindel, Taumeln und all ihren Empfindungsvariationen“].

Kopf

Die Aussage in der vorliegenden Prüfung „Mittel spielt sich im Kopf ab“[196] findet sich auch bei anderen Prüfungen. [bei Swoboda/König bezeichnet als „seltsames Gefühl am Kopf während der gesamten Prüfung“], [nach Leeser „Kopfschmerz vom supraorbitalen und auch temporalen Typ“].
Ungewöhnliche Symptome von verschiedenen Prüfern über den Scheitel oder die Schädeldecke[127, 189, 191, 212, 428] „muß den Scheitel mit dem Arm schützen“[65] „Druckgefühl in Scheitelgegend“[192, 215], „Schädeldekke springt hoch“[187, 188] oder „Gewicht lastet auf Kopf“[190] und „Geräusche im Kopf“[244] „heißer Energiefluß durch Wirbelsäule bis Schädeldecke“[428] [bei Swoboda/König „als ob der Schädel zu klein sei“ oder „als ob der Kopf besonders hart sei“].
Auch z.B. „Haare sind fettig.“[184ff.]
Kopfschmerz wie „Haarreif“[195] oder als würde „Gehirn auseinanderfallen“[199]
Lokalisation der Kopfschmerzen unterschiedlich, z.B. „ausgehend vom Nacken“[202, 212ff., 248] (der Nacken spielt eine wesentliche Rolle (siehe Rücken), „in den Schläfen“[192, 196, 198, 205, 208, 217, 314], „hinter den Augen“ [217, 220]...
Modalitäten:
< Licht; < Bewegung der Augen; < geistige Anstrengung usw.
> Ablenkung; > festen Druck; > Essen usw.

Auge

Hier wieder die Verwirrung „Gefühl, als wäre alles durcheinander hinter den Augen“[220]

und auch die Verlangsamung „Beim Wechseln des Blickes von einem auf den anderen Punkt (Objekt) bleibt das erste Bild in negativer Hell-Dunkel-Schattierung für ca. 5 Sekunden bestehen (verlangsamter Sehpurpuraufbau)“[239]
Weitere Symptome u. a.: Brennen[221 ff.], Druck und Trockenheit in den Augen[225 ff.], „Sandkorngefühl“[231]
„Zucken des Augenlids“[231]
„Unscharfes Sehen“[241]

Ohr

Ungewöhnliche Symptome wie „Gefühl, als laufe kaltes Wasser aus Gehörgang“[243] „...als ob heiße und kalte Wellen sie durchströmen.“[242]
„Ohrgeräusche“[245 ff.] und „Zufallen“[248] der Ohren; [Swoboda/König „wie verschlagen“], [Leeser „Ohrensausen“, „Neigung zu Ohrschmalzbildung“]
„schwerhörig“[254 ff.]

Nase

Symptome wie „verstopfte Nase“[256 ff.] und „wäßrige Absonderungen“[262 ff.] [bei Swoboda/König ebenfalls]

Gesicht

Trockene Haut mit Hautausschlägen [272 ff.] [bei Swoboda/König wird über „Herpes simplex“ berichtet]
Wichtig hier „Trigeminusneuralgien“; „Nebenhöhlen- und Kiefergelenksbeschwerden“ [auch von Swoboda/König angegeben].

Mund

Einige Prüfer bekamen „Aphthen“[285 ff.] im Mund [bei Swoboda/König ebenfalls angegeben]
„Rauhe trockene Zunge mit Brennen“[296, 297]

„Schwere- und ‚Loch'gefühl der Zunge"[300]
Zahnfleischbluten[308 ff.]
Beschwerden in plombierten Zähnen[311, 312], „ziehende Zahnschmerzen"[313, 314] [auch bei Swoboda/König].

Hals

„Gefühl von geschwollenen Mandeln"[316, 317]
Trockenheit: "Krümel"-Gefühl[315] [wird bei Leeser bestätigt „ausgesprochene Trockenheit und Rötung des Nasen-Rachen-Raumes; atrophische Tonsillitis]
Ständiges Räuspern durch Schleim[318 ff.] [Leeser „atrophische Rhino-Pharyngitis mit Zwang zum Räuspern, Leerschlucken und Kalttrinken"]
Rauher, wunder, trockener, brennender Halsschmerz,[327 ff.] > warme Getränke [die brennenden Halsschmerzen werden auch bei Swoboda/König angegeben]
Lymphknotenschwellung[335, 336]

Magen

Sodbrennen[339 ff.]
Appetitlosigkeit und Heißhunger[342 ff.]
Zittern im „Solarplexus"[337]
„Verkrampfung des Magens bei Emotionen"[350, 351]
Übelkeit"[347 ff.]

Abdomen/Rektum/Stuhl

Blähungen, „Kollern"[352 ff.] [auch bei Swoboda/König]
Ziehende krampfende Schmerzen[356 ff.]
„Leberschwellung"[355] [bei Leeser „Lebervergrößerung mit Krampfschmerz der Gallenwege; aber auch des gesamten Dickdarmes; Leberparenchymschädigung mit Zirrhose und Fettintoleranz"]
Völlegefühl im Rektum mit oder ohne Stuhldrang [Swoboda/König „als ob Enddarm abgeschaltet wäre"]

Vermehrter Stuhlgang morgens[361 ff.]
Schwergehender, harter Stuhl, aber auch weicher Stuhl [64, 365]
Wundheit des Afters[371 ff.]

Blase/Harnröhre

Vermehrtes Wasserlassen nachts[379 ff.] [auch bei Swoboda/König]
Erschwerte Blasenentleerung[383, 384], Schmerzen in Harnröhre[385, 386]
„Harnröhren-Entzündung nach Geschlechtsverkehr" (geheiltes Symptom)

Weibliche/Männliche Genitalien

Menstruationszyklus verkürzt[391 ff.]
Dysmenorrhoe[394 ff.]
Interessant ist, daß bei den Frauen „sexuelles Verlangen vermehrt", während bei Männern
„Sexuelles Verlangen vermindert"[387] [Julian „verminderte Libido"] und „Impotenz"[388] angegeben war. [bei Leeser „Beschwerden der Prostata ...", „schmerzhafte Ejakulation"] (siehe ... die Fortpflanzung)

Brust/Atmung/Husten

Das „Herz" spielt eine wesentliche Rolle (siehe Ginkgo biloba und die Symbolik „... das Blatt"):
„Herzdruck"[422]; „Herzklopfen"[424 ff.]; Herzstiche „wie mit Messer", „wie bei Herzinfarkt"[420] [Swoboda/König: „Herzstechen", „Herzjagen", „Herzstolpern"]
Stechende Schmerzen bei Anstrengung und beim Atmen[412 ff.]
„Wundes Gefühl"[418]; Schmerzen in den Lungen „behindern die Atmung"[414]; „flaches oberflächliches Atmen"[403]; „Atmung eingeschränkt"[404]; „Erstickungsgefühl"[408] [Swoboda/König „Lungenbeschwerden"]
Husten mit Atemnot und Schleim[329, 400, 406 ff.]

Rücken

„Kälteschauer über Rücken"[432]
„heißer Energiefluß durch Wirbelsäule bis Schädeldecke"[428]
vielfältige Nackenbeschwerden: „verspannt" „steif"; „Kopfdrehung erschwert nach rechts und links"[433 ff.] [Swoboda/König: „Verspannung der Nackenmuskulatur"]
Steifheit des Rückens[440]
Im LWS-Bereich: „Entzweibrechen"[446] > Bewegung"; Ischialgie[443]

Extremitäten

„Schweregefühl" der Beine „mit Blei gefüllt"[448] und Lähmigkeit[449, 463]
„keinen Bodenkontakt" der Beine „wie Stelzen"[445]; „stolpernder Gang"[452]
Unsicherheit der Hände, Ungeschicklichkeit, Tolpatschigkeit[453, 454] [auch bei Swoboda/König]
Muskelzuckungen, Zittern der Arme[456 ff.]
[Leeser „Kontrakturneigung, Ermüdbarkeit (Myasthenische Reaktion)" „Allmählicher Ausfall der Reflexe an Händen und Füßen ... zunehmende Muskelatrophie mit fibrillären Zuckungen und allmählichem Erlöschen der Reflexe"; „Krämpfigkeit"; „Schreibkrämpfe der Hand mit Zittern"; „Moszkowicz-Zeichen, d.i. reaktive Hyperämie im Bereich von Gliedmaßenabschnitten mit Durchblutungsstörungen infolge arterieller Verschlußkrankheiten"]
Ruhelose Beine in der Nacht[456 ff.]
Eiskalte Hände und Füße[464 ff.] [bei Leeser u.a. „Kältegefühl, Parästhesien und Schmerzen in den Fingerspitzen"; „anfallsartige Blässe der Hände durch Kälte ausgelöst"]
Schmerzen in Hüfte bis Fuß"[477 ff.]
„Knochenschmerzen", „Gliederschmerzen", „rheumatische Schmerzen"[482 ff.]

Frost/Schweiss

Schüttelfrost, „kann nicht warm werden"[485]
Schweiß mit eiskalten Händen[487]

Haut

Taubheitsgefühl der Haut[490]; Haut wie „anästhesiert“[491]; Gänsehaut[489]
kleinfleckiger, konfluierender Ausschlag – Ausschlag auf Haut und Schleimhaut[492]
[bei Swoboda/König entstanden „Hautsymptome wie stecknadelkopfgroßes juckendes Exanthem“; „Rötung der Haut“; „heftiges Jucken“; „Ekzem und Furunkel“]
[nach Leeser besteht „eine Disposition zu psoriatischen Hautreaktionen“; „Juckreiz“; „trockene manchmal pergamentartige Haut durch Aufhebung der Schweißabsonderung“]

Schlaf

Unruhig durch innere Unruhe; erwacht „wie erschlagen“[493 ff.]

Allgemeines

Generell wiederholt sich in dieser Prüfung die **Trockenheit** immer wieder (siehe Gesicht, Mund, Hals, Haut) und auch **Steifheit, Taubheitsgefühl** und **Wundheit** (siehe Hals, Mund Gesicht, Nase, Ohr, Brust, Lunge, Herz, Rücken, Extremitäten usw.), **Zuckungen, Zittern** (siehe Magen, Extremitäten).
Weiter finden wir: „Absencen“[502], Müdigkeit/Zerschlagenheit/Schlappheit[505 ff.], „Kältegefühle bis in die Knochen“[515]
Modalitäten:[502 ff.]
Empfindlich gegen Zugluft, gegen Kälte insgesamt
Verlangen nach Kaffee, Fleischbrühe, Pikantem, Süßigkeiten, Obst, Eiscreme
> frische Luft, > Schlaf, > Bewegung, > Essen (Gewichtszunahme!)

Traumthemen

Manipulation am Hirn; Patienten mit offenen Schädeln[127]
Spaltung[144]; Holzscheit fällt auf Kopf und spaltet den Kopf[139]

Vereinigung: aus Mann und Frau entsteht neues Universum (siehe ... die Mythologie Schöpfungsgeschichte)[154]
Beziehung; Begegnung: Mann – Frau[130, 141, 142, 147, 150, 152, 154]
Karussell dreht sich schneller und schneller[140, 163]
Panik; Flucht vor Gefahren; bedrohte Existenz[146, 160, 162, 172, 174]
Orientierungslosigkeit; Vergeßlichkeit[131, 132, 133]
Gefangenenlager; Massengräber; Massenvernichtung; Krieg; Erdbeben; Atombomben; zerstörte Städte; kosmische Katastrophe; Menschenverachtung[135, 143, 145, 146, 148, 152, 154, 174]
Invasion; Kämpfe; Anarchie[155, 158, 159]
unter fremden Mächten/höherer Macht zu stehen[139, 157]
Strand, Meer[134, 136, 138, 150, 160, 165, 166]
brennende Bäume[172]
Vergleiche (von den Prüfern angegeben): Opium, Camphora, Lac humanum, Calcium phosphoricum, Stramonium, Ignatia, Causticum, Sepia

... das Repertorium

Wir haben uns die Arbeit gemacht, ein Repertorium der Symptome zu erstellen. Dadurch entstehen allerdings mehr Ergänzungen zum bereits vorhandenen Repertorium. In den letzten Jahren haben die Ergänzungen zu vielen Kontroversen geführt. Es gab eine Trennung zwischen ‚alten' und ‚neuen' Arzneimittelbildern. Dies wird wohl immer so sein, da das „Neue" immerzu Zeit braucht, um wieder zu „Altem" zu werden, der ewige Kreislauf des Lebens.

Aber sollten wir uns deshalb niemals trauen, den alten Aufzeichnungen gewissenhaft neue Erkenntnisse hinzuzufügen? Hahnemann fordert uns eigentlich mit dem Wort „Aude Sapere", das von Kant übersetzt wird mit „Wage es, Dich Deines eigenen Verstandes zu bedienen", dazu auf, es zu wagen. Daher fügen wir nun als Dank an die alten Meister der Homöopathie unsere sich aus der homöopathischen Prüfung ergebenen Symptome für die heutigen Homöopathen und die nächste Generationen der Homöopathen hinzu.

Das Repertorium ist für die tägliche Arbeit in der Praxis von großer Hilfe. Das Repertorium an sich ist nur ein Werkzeug und damit abhängig von demjenigen, der es benutzt. Mittel, die sich nun bei der Repertorisation der Rubriken ergeben, sind daher nur Hinweise und können zum Studium eines neuen Mittels führen. Dadurch wird unser Wissen erweitert. Allerdings kann eine Repertorisation nur dann ein passendes Mittel zeigen, wenn *die* Symptome ausgewählt wurden, die die Krankheit des Patienten ausdrücken. Wie Hahnemann in § 3 des Organon sagt, ist es wichtig, zuerst herauszufinden, „was an Krankheiten das ist, was an jedem einzelnen Krankheitsfalle insbesondere zu heilen ist" und dann zu studieren, ob das sich aus der Repertorisation ergebende Mittel passend für den Patienten ist.

Die unterstrichenen Symptome sind die bereits vorhandenenen Rubriken aus den Quellen alter Autoren Julian, O; Voisin, H; Mezger, J. und einzelne Symptome aus der homöopathischen Prüfung von Sowoboda/König (siehe Literaturverzeichnis).

Gemüt; ABGESPANNT (87) *
Gemüt; ANGESPROCHEN; Abneigung, zu werden (73) *
Gemüt; ANGESPROCHEN; Abneigung, zu werden; allein gelassen werden, möchte (17) *
Gemüt; ANGST (510) *
Gemüt; ANGST; Gesundheit, um die (89) *
Gemüt; ANTWORT; langsam (36) *
Gemüt; AUSZUDRÜCKEN, sich; schwierig (5) *
Gemüt; BENOMMENHEIT, wie berauscht (272) *
Gemüt; BENOMMENHEIT, wie berauscht; Gehen, im (9) *
Gemüt; BERÜHRUNG; Abneigung gegen (65) *
Gemüt; BESCHWERDEN durch; Trauer, Kummer, Sorge (88) *
Gemüt; BESCHWERDEN durch; Zorn, Verärgerung (110) *
Gemüt; BESCHWERDEN durch; Zorn, Verärgerung; unterdrückten, durch (20) *
Gemüt; CHAOTISCH (49) *
Gemüt; DELUSION, Täuschungen, Einbildungen (442) *
Gemüt; DELUSION, Täuschungen, Einbildungen; Fallen; Bett; aus dem (5) *
Gemüt; DELUSION, Täuschungen, Einbildungen; getrennt; Welt, von der, selbst (11) *
Gemüt; DELUSION, Täuschungen, Einbildungen; taub, gefühllos (2) *
Gemüt; DELUSION, Täuschungen, Einbildungen; unwirklich; alles erscheint (25) *
Gemüt; DELUSION, Täuschungen, Einbildungen; Zeit; früher, meint es sei (2) *
Gemüt; DELUSION, Täuschungen, Einbildungen; Zeit; vergeht zu; langsam (16) *
Gemüt; DELUSION, Täuschungen, Einbildungen; Zeit; vergeht zu; schnell (5) *
Gemüt; DEMÜTIGUNG, schmerzhaftes Gefühl von (2) *
Gemüt; DESORIENTIERT bei allem (3) *

Gemüt; DIKTATORISCH, herrisch, dogmatisch, despotisch (31) *
Gemüt; DISTANZIERT, ABGEKAPSELT, MENSCHENSCHEU (5) *
Gemüt; EMPFINDLICH, überempfindlich (313) *
Gemüt; EMPFINDLICH, überempfindlich; Gerüche, gegen (68) *
Gemüt; EMPFINDLICH, überempfindlich; Lärm oder Geräusche, gegen (182) *
Gemüt; EMPFINDLICH, überempfindlich; Lärm oder Geräusche, gegen; geringstes Geräusch, leise (32) *
Gemüt; EMPFINDLICH, überempfindlich; Lärm oder Geräusche, gegen; schrille Töne (5) *
Gemüt; EMPFINDLICH, überempfindlich; Lärm oder Geräusche, gegen; Stimmen (38) *
Gemüt; EMPFINDLICH, überempfindlich; Verweis, Kritik, Vorwürfe, gegen (20) *
Gemüt; ENTRÜCKT, geistig (73) *
Gemüt; FEHLER, macht (172) *
Gemüt; FEHLER, macht; Reden, beim (109) *
Gemüt; FEHLER, macht; Schreiben, beim (99) *
Gemüt; FEHLER, macht; Schreiben, beim; läßt aus; Buchstaben (21) *
Gemüt; FEHLER, macht; Schreiben, beim; vertauscht; Buchstaben (9) *
Gemüt; FEHLER, macht; Wahrnehmung, in der (2) *
Gemüt; GEDANKEN; Abschweifen der Gedanken (90) *
Gemüt; GEDANKEN; Gedankenleere (8) *
Gemüt; GEDANKEN; tiefgründige (13) *
Gemüt; GEDANKEN; Zustrom von (137) *
Gemüt; GEDANKEN; Zustrom von; Schlaflosigkeit; mit (96) *
Gemüt; GEDÄCHTNIS; Schwäche, Verlust des (331) *
Gemüt; GEDÄCHTNIS; Schwäche, Verlust des; Arbeit, für geistige (31) *
Gemüt; GEDÄCHTNIS; Schwäche, Verlust des; Daten, Termine, für (13) *
Gemüt; GEDÄCHTNIS; Schwäche, Verlust des; gelesen hat, für das, was (47) *
Gemüt; GEDÄCHTNIS; Schwäche, Verlust des; Namen, für richtige (62) *
Gemüt; GEFÜHLLOS, hartherzig (24) *
Gemüt; GEHOBENE STIMMUNG (19) *
Gemüt; GEHOBENE STIMMUNG; wechselt mit Trübsinn (5) *
Gemüt; GEMÜTSERREGUNG, Gefühlsspannung, erregbar; Neigung zu (371) *
Gemüt; GEMÜTSERREGUNG, Gefühlsspannung, erregbar; Neigung zu; Kaffee, wie nach (5) *
Gemüt; GEMÜTSERREGUNG, Gefühlsspannung, erregbar; Neigung zu; Schwäche, mit (7) *
Gemüt; GEMÜTSERREGUNG, Gefühlsspannung, erregbar; Neigung zu; Zittern; mit (12) *
Gemüt; GERINGSCHÄTZIG, VERÄCHTLICH (49) *
Gemüt; GESCHWÄTZIGKEIT, REDSELIGKEIT (160) *
Gemüt; GLEICHGÜLTIGKEIT, Apathie, Teilnahmslosigkeit (316) *
Gemüt; GLEICHGÜLTIGKEIT, Apathie, Teilnahmslosigkeit; lästigen, unangenehmen Dingen, gegenüber (9) *

Gemüt; GLEICHGÜLTIGKEIT, Apathie, Teilnahmslosigkeit; Pflichten, gegenüber (18) *
Gemüt; INTROSPEKTION, SELBSTBETRACHTUNG (68) *
Gemüt; KINDLICHES, kindisches, unreifes Verhalten (59) *
Gemüt; KONZENTRATION; schwierig (298) *
Gemüt; KONZENTRATION; schwierig; Denken, beim (2) *
Gemüt; KONZENTRATION; schwierig; Essen, amel. durch (2) *
Gemüt; KONZENTRATION; schwierig; Konversation, bei (7) *
Gemüt; KONZENTRATION; schwierig; Versuch sich zu konzentrieren, bei dem; Leeregefühl, hat ein (23) *
Gemüt; KONZENTRATION; unmöglich (41) *
Gemüt; KONZENTRATION; unmöglich; Lesen, beim (5) *
Gemüt; LACHEN; Neigung zu (168) *
Gemüt; LACHEN; Neigung zu; ernste Angelegenheiten, über (25) *
Gemüt; LACHEN; Neigung zu; Grund, ohne ersichtlichen (11) *
Gemüt; LACHEN; Neigung zu; traurig, wenn (3) *
Gemüt; LAMENTIEREN, Beklagen, Jammern (102) *
Gemüt; LAMENTIEREN, Beklagen, Jammern; Schmerzen, aufgrund von (11) *
Gemüt; LANGSAMKEIT (92) *
Gemüt; LEBENSMÜDE (91) *
Gemüt; LEBHAFTIGKEIT (120) *
Gemüt; LEERE, Gefühl von geistiger (23) *
Gemüt; LESEN; begreift nicht, was man liest (4) *
Gemüt; LESEN; fällt schwer (5) *
Gemüt; LIEBE; Natur, zur (3) *
Gemüt; LIEBEVOLL, HERZLICH (41) *
Gemüt; LUSTIGKEIT, Ausgelassenheit, Lebhaftigkeit (206) *
Gemüt; MISSHANDLUNG, verbale und psychische, beleidigende Äußerungen (74) *
Gemüt; MÜRRISCH, verdrießlich, schlecht gelaunt, vergrämt (361) *
Gemüt; MÜRRISCH, verdrießlich, schlecht gelaunt, vergrämt; morgens (59) *
Gemüt; MÜRRISCH, verdrießlich, schlecht gelaunt, vergrämt; morgens; Aufstehen, beim (7) *
Gemüt; OPTIMISMUS (22) *
Gemüt; REDEN, redet; Abneigung zu, Schweigsamkeit (263) *
Gemüt; REDEN, redet; Abneigung zu, Schweigsamkeit; Trübsinn, bei (13) *
Gemüt; REDEN, redet; andere sprechen, agg. wenn (51) *
Gemüt; REISST, ZERREISST; Gegenstände (23) *
Gemüt; REIZBARKEIT, GEREIZTHEIT (493) *
Gemüt; REIZBARKEIT, GEREIZTHEIT; Allein; möchte allein sein (7) *
Gemüt; REIZBARKEIT, GEREIZTHEIT; Geräusche, Lärm, durch (26) *
Gemüt; REIZBARKEIT, GEREIZTHEIT; Kleinigkeiten, durch (69) *
Gemüt; REIZBARKEIT, GEREIZTHEIT; Schmerzen, bei (21) *
Gemüt; RUHE; Verlangen nach (39) *

Gemüt; RUHELOSIGKEIT, Nervosität; Neigung zu (550) *
Gemüt; SCHWERFÄLLIGKEIT, Trägheit, Verständnisschwierigkeiten und Begriffsstutzigkeit (415) *
Gemüt; SCHWERFÄLLIGKEIT, Trägheit, Verständnisschwierigkeiten und Begriffsstutzigkeit; Denken; konzentrieren, oder kann sich nicht (4) *
Gemüt; SCHWERFÄLLIGKEIT, Trägheit, Verständnisschwierigkeiten und Begriffsstutzigkeit; Denken; lang zu, unfähig (14) *
Gemüt; SCHWERFÄLLIGKEIT, Trägheit, Verständnisschwierigkeiten und Begriffsstutzigkeit; geistige Anstrengung; durch (49) *
Gemüt; SCHWERFÄLLIGKEIT, Trägheit, Verständnisschwierigkeiten und Begriffsstutzigkeit; Reden, beim (5) *
Gemüt; TOD; wünscht sich den (84) *
Gemüt; TRÄUME; Alpträume (160) *
Gemüt; TRÄUME; atomar; Explosion, von einer (2) *
Gemüt; TRÄUME; Gefahr (46) *
Gemüt; TRÄUME; Gräber (9) *
Gemüt; TRÄUME; Gräber; Massengräber (1) *
Gemüt; TRÄUME; Kämpfe (58) *
Gemüt; TRÄUME; Karussell (1) *
Gemüt; TRÄUME; Karussell; dreht sich schneller und schneller (1) *
Gemüt; TRÄUME; Krieg (11) *
Gemüt; TRÄUME; Masken (4) *
Gemüt; TRÄUME; Spaltung (1) *
Gemüt; TRÄUME; tot; Körper, tote (63) *
Gemüt; TRÄUME; Vereinigung (1) *
Gemüt; TRÄUME; Wasser (70) *
Gemüt; TRÄUME; Wasser; Meer (8) *
Gemüt; TROST, ZUSPRUCH; amel. (13) *
Gemüt; TRÜBSINN, Niedergeschlagenheit, Depression, Melancholie (547) *
Gemüt; TRÜBSINN, Niedergeschlagenheit, Depression, Melancholie; Weinen; mit (16) *
Gemüt; UNBEHOLFENHEIT, UNGESCHICKLICHKEIT, LINKISCHES VERHALTEN (58) *
Gemüt; UNZUFRIEDEN, frustriert, unbefriedigt (200) *
Gemüt; VERGESSLICHKEIT (228) *
Gemüt; VERLASSENHEITSGEFÜHL (84) *
Gemüt; VERSPÄTET, immer (6) *
Gemüt; VERWIRRUNG, geistige (392) *
Gemüt; VORWÜRFE; anderen gegenüber (41) *
Gemüt; VORWÜRFE; Selbstvorwürfe (39) *
Gemüt; WEINEN (355) *
Gemüt; WEINEN; Alleinsein, beim; agg. (9) *
Gemüt; WEINEN; Zorn; bei (11) *

Gemüt; ZÄRTLICHKEIT, LIEBKOSUNGEN, STREICHELN; Verlangen nach (8) *
Gemüt; ZEIT; vergeht zu langsam, erscheint länger (37) *
Gemüt; ZEIT; vergeht zu schnell, erscheint kürzer (18) *
Gemüt; ZEIT; Verlust des Zeitbegriffs (3) *
Gemüt; ZWANGHAFTE Verhaltensstörungen (24) *
Gemüt; ZWANGHAFTE Verhaltensstörungen; Nachprüfen von Dingen, wiederholtes (1) *
Schwindel; SCHWINDEL (362) *
Schwindel; FAHREN, REITEN; während (29) *
Schwindel; RUKTUS, RÜLPSEN, AUFSCHWULKEN; amel. (1) *
Schwindel; SICHT, mit Verdunkelung der (97) *
Schwindel; STEIGEN, BEIM; beim (26) *
Schwindel; STEIGEN, BEIM; beim; Treppen (23) *
Schwindel; ÜBELKEIT; mit (148) *
Kopf; ABFLIEGEN, als würde die Schädeldecke (33) *
Kopf; ABGEHOBEN, Empfindung als sei die Schädeldecke (3) *
Kopf; BEWEGUNGEN; Schütteln, Nicken, Wiegen (123) *
Kopf; BEWEGUNGEN; Schütteln, Nicken, Wiegen; Kopfschütteln, unwillkürliches (4) *
Kopf; ERZITTERN, Vibrieren, Empfindung von (89) *
Kopf; GERÄUSCHE im Kopf (105) *
Kopf; HAAR; Beschwerden (230) *
Kopf; HAAR; Beschwerden; fettig (18) *
Kopf; HAAR; Beschwerden; struppig, als würden sie sich sträuben (61) *
Kopf; SCHÄDELDECKE, Kalotte, spürt die (32) *
Kopf; SCHWEREGEFÜHL (341) *
Kopf; SCHWEREGEFÜHL; gedrückt, gepreßt; Kopf, wie ein Gewicht auf dem (4) *
Kopfschmerzen; ALLGEMEIN (611) *
Kopfschmerzen; ALLGEMEIN; Ablenkung amel. (2) *
Kopfschmerzen; ALLGEMEIN; Bewegen; Augen, der (52) *
Kopfschmerzen; ALLGEMEIN; Bewegung; amel. (69) *
Kopfschmerzen; ALLGEMEIN; geistige Anstrengung, durch (154) *
Kopfschmerzen; ALLGEMEIN; Licht, durch; allgemein (70) *
Kopfschmerzen; ALLGEMEIN; Hinterkopf (342) *
Kopfschmerzen; ALLGEMEIN; Hinterkopf; aufsteigend von (17) *
Kopfschmerzen; ALLGEMEIN; Seiten (314) *
Kopfschmerzen; ALLGEMEIN; Seiten; links (198) *
Kopfschmerzen; ALLGEMEIN; Stirn (426) *
Kopfschmerzen; ALLGEMEIN; Stirn; Ausdehnung; hinten, nach (29) *
Kopfschmerzen; ALLGEMEIN; Stirn; Ausdehnung; hinten, nach; über den ganzen Kopf (6) *
Kopfschmerzen; ABHEBEN, als würde der obere Teil des Kopfes (22) *

Kopfschmerzen; DRÜCKEND (376) *
Kopfschmerzen; DRÜCKEND; außen, nach (99) *
Kopfschmerzen; DRÜCKEND; Band, wie durch ein (25) *
Kopfschmerzen; DRÜCKEND; Druck; amel. (22) *
Kopfschmerzen; DRÜCKEND; Scheitel (200) *
Kopfschmerzen; DRÜCKEND; Schläfen (223) *
Kopfschmerzen; DRÜCKEND; Stirn (276) *
Kopfschmerzen; DRÜCKEND; Stirn; Ausdehnung; Augen, in die (18) *
Kopfschmerzen; DRÜCKEND; Stirn; Augen; hinter (3) *
Kopfschmerzen; DUMPF (203) *
Kopfschmerzen; DUMPF; Essen amel. (2) *
Kopfschmerzen; DUMPF; Schläfen (20) *
Kopfschmerzen; DUMPF; Stirn (79) *
Kopfschmerzen; ÖFFNEN und Schließen (16) *
Kopfschmerzen; ÖFFNEN und Schließen; Schädeldecke angehoben, als würde die (2) *
Kopfschmerzen; PULSIEREN, Pochen (208) *
Kopfschmerzen; PULSIEREN, Pochen; Hinterkopf (45) *
Kopfschmerzen; PULSIEREN, Pochen; Schläfen (60) *
Kopfschmerzen; STECHEN (274) *
Auge; ABSONDERUNG von Schleim oder Eiter (155) *
Auge; ABSONDERUNG von Schleim oder Eiter; Canthi (63) *
Auge; ENTZÜNDUNG (321) *
Auge; PHOTOPHOBIE (214) *
Auge; PHOTOPHOBIE; Sonnenlicht (39) *
Auge; PUPILLEN; kontrahiert (122) *
Auge; SCHLÄFRIGE Empfindung in den Augen (13) *
Auge; SCHMERZEN; Allgemein (342) *
Auge; SCHMERZEN; Allgemein; Dunkelheit amel. (9) *
Auge; SCHMERZEN; Allgemein; Kopfschmerzen; während (31) *
Auge; SCHMERZEN; Brennen, Beißen (289) *
Auge; SCHMERZEN; Brennen, Beißen; morgens (49) *
Auge; SCHMERZEN; Brennen, Beißen; morgens; Erwachen, beim (14) *
Auge; SCHMERZEN; Brennen, Beißen; Druck; amel. (6) *
Auge; SCHMERZEN; Brennen, Beißen; Schließen der Lider; amel. (2) *
Auge; SCHMERZEN; Drücken, Druck (238) *
Auge; SCHMERZEN; Drücken, Druck; außen, nach (84) *
Auge; SCHMERZEN; Drücken, Druck; Sehen, beim (18) *
Auge; SCHMERZEN; Drücken, Druck; Sehen, beim; oben, nach (6) *
Auge; SCHMERZEN; Drücken, Druck; Augen; hinter (2) *
Auge; SCHMERZEN; Sand, wie durch (132) *
Auge; SCHWEREGEFÜHL (135) *
Auge; TROCKENHEIT (123) *
Auge; ÜBERANSTRENGUNGSGEFÜHL (10) *

Auge; ZUCKEN (169) *
Auge; ZUCKEN; Lider (131) *
Sehen; AKKOMMODATION; langsam (10) *
Sehen; BEWEGT SICH VOR DEN AUGEN, ALLES (61) *
Sehen; BEWEGT SICH VOR DEN AUGEN, ALLES; Gegenstände scheinen sich zu bewegen (27) *
Sehen; BEWEGT SICH VOR DEN AUGEN, ALLES; Gegenstände scheinen sich zu bewegen; auf und ab (6) *
Sehen; UNDEUTLICH (37) *
Sehen; VERSCHWIMMEN der; Zeilen (1) *
Ohr; EMPFINDLICHKEIT; kalte Luft, gegen, um das Ohr (15) *
Ohr; GERÄUSCHE im; Allgemein (303) *
Ohr; GERÄUSCHE im; Rauschen (105) *
Ohr; SCHMERZEN; Allgemein (322) *
Ohr; SCHMERZEN; Allgemein; Luft; kalter, in; agg. (23) *
Ohr; SCHMERZEN; Drücken (137) *
Ohr; SCHMERZEN; Stechen (229) *
Ohr; SCHMERZEN; Stechen; Wärme; amel. (2) *
Ohr; SPANNUNG (36) *
Ohr; SPANNUNG; innen (12) *
Ohr; VERSTOPFUNGSGEFÜHL (146) *
Ohr; WASSER im Ohr, Empfindung von (13) *
Ohr; WASSER im Ohr, Empfindung von; kaltes, läuft aus dem (2) *
Hören; SCHWERHÖRIGKEIT (260) *
Nase; ABSONDERUNGEN; Allgemein; Choanen, in den (102) *
Nase; ABSONDERUNGEN; gelb (152) *
Nase; ABSONDERUNGEN; Krusten, Borken, innen (145) *
Nase; ABSONDERUNGEN; wäßrig (170) *
Nase; NASENBLUTEN (297) *
Nase; NASENBLUTEN; plötzlich (2) *
Nase; NASENBLUTEN; Schneuzen, durch (98) *
Nase; SCHMERZEN; Allgemein (204) *
Nase; SCHMERZEN; drückend (115) *
Nase; SCHMERZEN; drückend; Nasenwurzel (89) *
Nase; SCHMERZEN; drückend; Stirnhöhlen (10) *
Nase; TROCKENHEIT; innen (210) *
Nase; VERSTOPFUNG (257) *
Nase; VERSTOPFUNG; einseitig (50) *
Nase; VERSTOPFUNG; einseitig; wechselnde Seiten (27) *
Nase; VERSTOPFUNG; nachts (51) *
Riechen; ÜBEREMPFINDLICH, SCHARF (99) *
Gesicht; AUSDRUCK; kränklich (111) *
Gesicht; HAUTAUSSCHLÄGE (367) *
Gesicht; HAUTAUSSCHLÄGE; Herpes (135) *

Gesicht; HAUTAUSSCHLÄGE; Herpes; Nase (31) *
Gesicht; HAUTAUSSCHLÄGE; Herpes; Nase; Nasenspitze (2) *
Gesicht; HAUTAUSSCHLÄGE; Pickel (192) *
Gesicht; HAUTAUSSCHLÄGE; schuppend, fein (87) *
Gesicht; HAUTAUSSCHLÄGE; schuppend, fein; Augenbrauen, um die (2) *
Gesicht; HAUTAUSSCHLÄGE; trocken (10) *
Gesicht; HAUTAUSSCHLÄGE; trocken; Mund, um den (2) *
Gesicht; JUCKREIZ (173) *
Gesicht; JUCKREIZ; Augenbrauen (33) *
Gesicht; SCHMERZEN; Allgemein, unbestimmte anhaltende Schmerzen, Prosopalgie (326) *
Gesicht; SCHMERZEN; Allgemein, unbestimmte anhaltende Schmerzen, Prosopalgie; Kiefer (158) *
Gesicht; SCHMERZEN; Allgemein, unbestimmte anhaltende Schmerzen, Prosopalgie; Kiefer; Kiefergelenk (58) *
Gesicht; SCHMERZEN; neuralgische Schmerzen (141) *
Gesicht; SCHMERZEN; neuralgische Schmerzen; Trigeminus; Nervus maxillaris (34) *
Gesicht; SCHWELLUNG (304) *
Gesicht; SCHWELLUNG; Augen; um die (35) *
Gesicht; SPANNUNG; Kiefer (30) *
Gesicht; SPANNUNG; Kiefer; Unterkiefer (30) *
Gesicht; SPANNUNG; Kiefer; Unterkiefer; Kiefergelenk (7) *
Gesicht; TROCKENHEIT (182) *
Gesicht; TROCKENHEIT; Lippen (170) *
Gesicht; VERFÄRBUNG; blaß (294) *
Gesicht; VERFÄRBUNG; bläulich (223) *
Gesicht; VERFÄRBUNG; bläulich; Augen; Ringe um die (118) *
Gesicht; VERFÄRBUNG; rot (346) *
Gesicht; VERFÄRBUNG; rot; wechselt mit Blässe (59) *
Mund; APHTHEN (155) *
Mund; ATROPHIE; Zahnfleisch (4) *
Mund; BEISSEN; Unterlippe (4) *
Mund; BEISSEN; Unterlippe; Essen, beim (2) *
Mund; BELEGT (148) *
Mund; BELEGT; Zunge (139) *
Mund; BELEGT; Zunge; dick (18) *
Mund; HÄMORRHAGIE (179) *
Mund; HÄMORRHAGIE; Zahnfleisch (146) *
Mund; HÄMORRHAGIE; Zahnfleisch; Zähneputzen, beim (15) *
Mund; HAUTAUSSCHLÄGE; Bläschen (131) *
Mund; HAUTAUSSCHLÄGE; Bläschen; Zunge (100) *
Mund; HAUTAUSSCHLÄGE; Bläschen; Zunge; Spitze (35) *
Mund; RAUH (85) *

Mund; RAUH; Zunge (62) *
Mund; SCHMERZEN; Allgemein (189) *
Mund; SCHMERZEN; Brennen, roh, Beißen (260) *
Mund; SCHMERZEN; Brennen, roh, Beißen; Zunge (189) *
Mund; SCHMERZEN; Drücken; Gaumen (16) *
Mund; SPEICHELFLUSS (332) *
Mund; SPEICHELFLUSS; nachts (38) *
Mund; TAUBHEITSGEFÜHL (90) *
Mund; TAUBHEITSGEFÜHL; Gaumen (6) *
Mund; TROCKENHEIT (335) *
Mund; TROCKENHEIT; Zunge (191) *
Mund; VERFÄRBUNG; gelb (142) *
Mund; VERFÄRBUNG; gelb; Zunge (141) *
Mund; VERFÄRBUNG; gelb; Zunge; grünlich (4) *
Mund; VERFÄRBUNG; weiß (240) *
Mund; VERFÄRBUNG; weiß; Zunge (234) *
Schmecken; METALLISCH (128) *
Zähne; BRECHEN ab (10) *
Zähne; EMPFINDLICH (97) *
Zähne; EMPFINDLICH; Kälte, gegen (32) *
Zähne; KARIES, Verfall, hohl (103) *
Zähne; SCHMERZEN; Allgemein (312) *
Zähne; SCHMERZEN; Allgemein; plombiertem Zahn, in (4) *
Zähne; SCHMERZEN; Allgemein; Zusammenbeißen, Zähne; amel. (25) *
Zähne; SCHMERZEN; Ziehen (128) *
Zähne; SCHMERZEN; Ziehen; Molaren, Prämolaren (46) *
Zähne; VERLÄNGERUNGSGEFÜHL (101) *
Zähne; VERLÄNGERUNGSGEFÜHL; Schneidezähne (10) *
Hals; ENTZÜNDUNG (291) *
Hals; ENTZÜNDUNG; Tonsillen (162) *
Hals; ENTZÜNDUNG; Tonsillen; links (17) *
Hals; FREMDKÖRPERGEFÜHL (78) *
Hals; FREMDKÖRPERGEFÜHL; Schlucken (12) *
Hals; FREMDKÖRPERGEFÜHL; Schlucken; amel. nicht (8) *
Hals; RÄUSPERN, Neigung sich zu (176) *
Hals; SCHLEIM (265) *
Hals; SCHLEIM; zäh (128) *
Hals; SCHMERZEN (440) *
Hals; SCHMERZEN; links (40) *
Hals; SCHMERZEN; rechts (46) *
Hals; SCHMERZEN; Erwachen, beim (8) *
Hals; SCHMERZEN; Schlucken; beim (236) *
Hals; SCHMERZEN; Wärme; Getränke, heiße; amel. (26) *
Hals; SCHMERZEN; Ausdehnung; Ohr, in das (71) *

Hals; SCHMERZEN; Pharynx (20) *
Hals; SCHMERZEN; Tonsillen (43) *
Hals; SCHMERZEN; Brennen (266) *
Hals; SCHMERZEN; roh, wund, geschunden (163) *
Hals; SCHWELLUNG; Empfindung von (73) *
Hals; TROCKENHEIT (292) *
Hals; TROCKENHEIT; extreme (2) *
Hals; TROCKENHEIT; Heiserkeit, mit (2) *
Hals; TROCKENHEIT; Schlucken, beim; agg. (9) *
Hals; UNBEHAGEN, Ruhelosigkeit im (14) *
Äußerer Hals; PULSIEREN; Karotiden (61) *
Äußerer Hals; SCHWELLUNG (164) *
Äußerer Hals; SCHWELLUNG; Halsdrüsen (126) *
Magen; APPETIT; fehlt (311) *
Magen; APPETIT; gewaltig, heißhungrig (233) *
Magen; APPETIT; vermehrt, Hunger allgemein (268) *
Magen; DURST (359) *
Magen; DURST; große Mengen, auf (51) *
Magen; KÄLTE, Frostgefühl (114) *
Magen; KÄLTE, Frostgefühl; abzudecken, mit Verlangen sich (3) *
Magen; RUKTUS, RÜLPSEN, AUFSCHWULKEN; Allgemein (314) *
Magen; RUKTUS, RÜLPSEN, AUFSCHWULKEN; Allgemein; unablässig (14) *
Magen; SCHMERZEN; Allgemein (354) *
Magen; SCHMERZEN; Allgemein; Kaffee, nach (12) *
Magen; SODBRENNEN (1) *
Magen; SOLAR PLEXUS, Beschwerden des (4) *
Magen; ÜBELKEIT (489) *
Magen; ÜBELKEIT; Fahren im Wagen, beim (41) *
Magen; ZITTERN (47) *
Magen; ZITTERN; Solar Plexus, im, Ausdehnung in Arme und Hände (1) *
Abdomen; AUFTREIBUNG (384) *
Abdomen; AUFTREIBUNG; Empfindung von (48) *
Abdomen; FLATULENZ (316) *
Abdomen; GERÄUSCHE (394) *
Abdomen; GERÄUSCHE; Rumoren (384) *
Abdomen; SCHMERZEN; Allgemein (623) *
Abdomen; SCHMERZEN; Allgemein; Druck; amel. (47) *
Abdomen; SCHMERZEN; Allgemein; Liegen; im; amel. (10) *
Abdomen; SCHMERZEN; Allgemein; Ausdehnung; unten, nach (35) *
Abdomen; SCHMERZEN; Krampfschmerzen, Greifen (438) *
Abdomen; SCHMERZEN; Krampfschmerzen, Greifen; Liegen, im; Bauchlage amel. (6) *
Abdomen; SCHMERZEN; Stechen (297) *
Abdomen; SCHMERZEN; Stechen; Leistenregion (97) *

Abdomen; SCHMERZEN; Ziehen (179) *
Abdomen; SCHWEREGEFÜHL, wie von einem Gewicht (156) *
Rektum; DIARRHÖ (410) *
Rektum; DIARRHÖ; Speisen; Fett, nach (12) *
Rektum; DRANG (284) *
Rektum; DRANG; plötzlich (47) *
Rektum; DRANG; plötzlich; morgens (5) *
Rektum; SCHMERZEN; Allgemein (240) *
Rektum; SCHMERZEN; Allgemein; Stuhlentleerung; nach (118) *
Rektum; SCHMERZEN; schmerzhafte Empfindlichkeit, Wundschmerz (152) *
Rektum; SCHMERZEN; schmerzhafte Empfindlichkeit, Wundschmerz; Stuhlgang; nach der (51) *
Stuhl; GERÄUSCHVOLL (3) *
Stuhl; GEWALTSAM, plötzlich, schwallartig (88) *
Stuhl; HÄUFIG (152) *
Stuhl; HÄUFIG; spärlich (4) *
Stuhl; KUGELN, wie (47) *
Stuhl; KUGELN, wie; kleine (4) *
Stuhl; MASSIG, REICHLICH (155) *
Stuhl; SCHAFSKOT, wie (69) *
Stuhl; UNVERDAUT (105) *
Stuhl; WEICH (222) *
Stuhl; WEICH; entleert mit Schwierigkeiten (9) *
Blase; HARNDRANG, krankhafter (321) *
Blase; HARNDRANG, krankhafter; morgens (25) *
Blase; HARNDRANG, krankhafter; morgens; Erwachen, beim (8) *
Blase; HARNDRANG, krankhafter; häufig (229) *
Blase; HARNDRANG, krankhafter; häufig; nachts (40) *
Blase; HARNENTLEERUNG; dünner Strahl (32) *
Blase; HARNENTLEERUNG; schwacher Strahl, langsam (87) *
Urethra; SCHMERZEN; Allgemein (153) *
Urethra; SCHMERZEN; Allgemein; Koitus, nach (2) *
Urethra; SCHMERZEN; Brennen (232) *
Urethra; SCHMERZEN; Brennen; Harnentleerung; Ende, am (9) *
Maskulin; SEXUALTRIEB, Libido; fehlt (148) *
Maskulin; SEXUALTRIEB, Libido; gesteigert (262) *
Maskulin; SEXUALTRIEB, Libido; gesteigert; Erektionen; ohne (58) *
Maskulin; SEXUALTRIEB, Libido; vermindert (158) *
Feminin; LEUKORRHÖ; Allgemein (313) *
Feminin; MENSES; häufig, zu, zu früh (291) *
Feminin; MENSES; häufig, zu, zu früh; spärlich, und (31) *
Feminin; MENSES; klumpig, geronnen (125) *
Feminin; MENSES; schmerzhaft, Dysmenorrhö (257) *
Feminin; MENSES; schmerzhaft, Dysmenorrhö; Anfang, am (12) *

Feminin; MENSES; schmerzhaft, Dysmenorrhö; krampfartig, neuralgisch (24) *
Feminin; MENSES; schmerzhaft, Dysmenorrhö; Wärme amel. (9) *
Feminin; SCHMERZEN; krampfartig (87) *
Feminin; SCHMERZEN; krampfartig; Menses; während (5) *
Feminin; SCHMERZEN; krampfartig; Uterus (68) *
Feminin; SCHMERZEN; krampfartig; Uterus; Menses; während (34) *
Feminin; SCHMERZEN; krampfartig; Vagina (16) *
Feminin; SCHMERZEN; Ziehen (32) *
Feminin; SCHMERZEN; Ziehen; Ovarien (15) *
Feminin; SEXUALITÄT; Verlangen; gesteigert (138) *
Larynx & Trachea; FREMDKÖRPER, Empfindung von einem; Larynx (32) *
Larynx & Trachea; RÄUSPERN, Hüsteln (129) *
Larynx & Trachea; TROCKENHEIT (135) *
Sprechen & Stimme; SPRECHEN; schleppend (3) *
Sprechen & Stimme; STIMME; Heiserkeit (304) *
Sprechen & Stimme; STIMME; Heiserkeit; plötzlich (9) *
Sprechen & Stimme; STIMME; nasal (43) *
Sprechen & Stimme; STIMME; rauh, belegt (59) *
Atmung; BEHINDERT (177) *
Atmung; BEHINDERT; Beklemmung; Brust, in der (45) *
Atmung; BEHINDERT; Beklemmung; Brust, in der; Last auf der, wie von einer schweren (6) *
Atmung; OBERFLÄCHLICH (54) *
Atmung; TIEF (164) *
Atmung; TIEF; Bedürfnis, tief zu atmen (103) *
Atmung; TIEF; unmöglich (24) *
Husten; ERSTICKUNGSGEFÜHL, MIT (108) *
Husten; GERÜCHE, starke (4) *
Husten; HÄNDE; halten; Brust mit beiden, beim Husten (20) *
Husten; KITZELN (244) *
Husten; KITZELN; Hals, durch Kitzeln im (79) *
Husten; LACHEN agg. (35) *
Auswurf; MUKÖS, SCHLEIMIG (225) *
Brust; ANGSTGEFÜHL in der (184) *
Brust; HERZKLOPFEN (348) *
Brust; HERZKLOPFEN; Essen; nach (44) *
Brust; HERZKLOPFEN; Ausdehnung; ganzer Körper (8) *
Brust; HERZKLOPFEN; Ausdehnung; Hals, in den (7) *
Brust; HITZE (158) *
Brust; HITZE; Wallungen (33) *
Brust; HITZE; Wallungen; Ausdehnung; Kopf, zum (9) *
Brust; SCHMERZEN; Allgemein (465) *
Brust; SCHMERZEN; Allgemein; Lungen (70) *
Brust; SCHMERZEN; Stechen (340) *

Brust; SCHMERZEN; Stechen; Anstrengung (6) *
Brust; SCHMERZEN; Stechen; Atmen, bei tiefem (4) *
Brust; SCHMERZEN; Stechen; Herz (176) *
Brust; SCHMERZEN; Stechen; Seiten (209) *
Brust; SCHMERZEN; Stechen; Seiten; Einatmen (50) *
Brust; SCHMERZEN; Stechen; Sternum (103) *
Brust; SCHMERZEN; Stechen; Sternum; Messer, wie von einem (2) *
Brust; SCHMERZEN; wund, Prellungsschmerz, zerschlagen (260) *
Brust; SCHMERZEN; wund, Prellungsschmerz, zerschlagen; Husten, durch (96) *
Brust; SCHMERZEN; wund, Prellungsschmerz, zerschlagen; Lungen (3) *
Brust; SCHWELLUNG (159) *
Brust; SCHWELLUNG; Mammae (96) *
Brust; SCHWELLUNG; Mammae; schmerzhaft (6) *
Rücken; HITZE (126) *
Rücken; HITZE; Wirbelsäule (25) *
Rücken; KÄLTE, Frostgefühl (240) *
Rücken; SCHMERZEN; Allgemein (508) *
Rücken; SCHMERZEN; Allgemein; Ausdehnung; Hinterkopf, in den (4) *
Rücken; SCHMERZEN; Allgemein; Zervikalregion (262) *
Rücken; SCHMERZEN; Allgemein; Zervikalregion; Beugen, Kopf; agg.; vorwärts (7) *
Rücken; SCHMERZEN; Allgemein; Zervikalregion; Bewegung; amel. (3) *
Rücken; SCHMERZEN; Allgemein; Zervikalregion; drehen; Kopf (37) *
Rücken; SCHMERZEN; Allgemein; Zervikalregion; Liegen, im (8) *
Rücken; SCHMERZEN; Allgemein; Zervikalregion; Ausdehnung; Ohr, in das (11) *
Rücken; SCHMERZEN; Allgemein; Zervikalregion; muskulär (3) *
Rücken; SCHMERZEN; Allgemein; Lumbalregion, Lumbago (340) *
Rücken; SCHMERZEN; Allgemein; Lumbalregion, Lumbago; Ischiassyndrom, bei (2) *
Rücken; SCHMERZEN; brechen, als würde der Rücken (59) *
Rücken; SCHMERZEN; schmerzhafte Empfindlichkeit, Prellungsschmerz, wie geschlagen (252) *
Rücken; SCHMERZEN; schmerzhafte Empfindlichkeit, Prellungsschmerz, wie geschlagen; Bewegung; amel. (6) *
Rücken; SCHMERZEN; schmerzhafte Empfindlichkeit, Prellungsschmerz, wie geschlagen; Zervikalregion (80) *
Rücken; SCHMERZEN; Stechen, durchzuckende Schmerzen (256) *
Rücken; SCHMERZEN; Stechen, durchzuckende Schmerzen; Lumbalregion (168) *
Rücken; SCHMERZEN; Ziehen (193) *
Rücken; SCHMERZEN; Ziehen; Gehen amel. (5) *
Rücken; SCHMERZEN; Ziehen; Sitzen, im (10) *
Rücken; SCHMERZEN; Ziehen; Brustwirbelregion (77) *

Rücken; SCHMERZEN; Ziehen; Brustwirbelregion; Schulterblätter (74) *
Rücken; SCHMERZEN; Ziehen; Brustwirbelregion; Schulterblätter; zwischen (43) *
Rücken; SCHMERZEN; Ziehen; Lumbalregion (100) *
Rücken; SCHWERE, Gewicht (94) *
Rücken; SCHWERE, Gewicht; Zervikalregion (30) *
Rücken; SPANNUNG (138) *
Rücken; SPANNUNG; Zervikalregion (98) *
Rücken; SPANNUNG; Wirbelsäule (3) *
Rücken; STEIFHEIT (255) *
Rücken; STEIFHEIT; Zervikalregion (215) *
Rücken; STEIFHEIT; Zervikalregion; schmerzhaft (3) *
Rücken; STEIFHEIT; Lumbalregion (38) *
Rücken; STEIFHEIT; Lumbalregion; schmerzhaft (2) *
Extremitäten; ERSCHLAFFUNG (47) *
Extremitäten; ERSCHLAFFUNG; Untere Gliedmaßen (25) *
Extremitäten; HITZEGEFÜHL (282) *
Extremitäten; HITZEGEFÜHL; Gelenke (9) *
Extremitäten; KRÄMPFE (321) *
Extremitäten; KRÄMPFE; Hand (111) *
Extremitäten; KRÄMPFE; Hand; Schreibkrampf (54) *
Extremitäten; KÄLTE (373) *
Extremitäten; KÄLTE; Hände (233) *
Extremitäten; KÄLTE; Hände; eiskalt (48) *
Extremitäten; KÄLTE; Hände; Hitze, mit; Kopfes, des (22) *
Extremitäten; KÄLTE; Fuß (262) *
Extremitäten; KÄLTE; Fuß; eisig (81) *
Extremitäten; KÄLTE; Fuß; Empfindung von, obwohl äußerlich warm (2) *
Extremitäten; KÄLTE; Fuß; Empfindung von, obwohl warm bei Berührung (2) *
Extremitäten; KÄLTE; Fuß; Hitze; Hände, der (6) *
Extremitäten; LAHMHEIT (182) *
Extremitäten; LAHMHEIT; Untere Gliedmaßen (42) *
Extremitäten; RUHELOSIGKEIT (181) *
Extremitäten; RUHELOSIGKEIT; Untere Gliedmaßen (98) *
Extremitäten; SCHWEBEN, Empfindung in der Luft zu (20) *
Extremitäten; SCHWEISS (248) *
Extremitäten; SCHWEISS; Knie (20) *
Extremitäten; SCHWEISS; Knie; Kniekehle (11) *
Extremitäten; SCHWERE, müde Glieder (298) *
Extremitäten; SCHWERE, müde Glieder; bleiern (3) *
Extremitäten; SCHWERE, müde Glieder; Untere Gliedmaßen (189) *
Extremitäten; SCHWÄCHE (391) *
Extremitäten; SCHWÄCHE; Hand (107) *
Extremitäten; SCHWÄCHE; Hand; Schreiben; beim (16) *

Extremitäten; TAUBHEITSGEFÜHL, Empfindungslosigkeit (343) *
Extremitäten; TAUBHEITSGEFÜHL, Empfindungslosigkeit; Hand (165) *
Extremitäten; TAUBHEITSGEFÜHL, Empfindungslosigkeit; Hand; Handfläche (10) *
Extremitäten; UNBEHOLFENHEIT, LINKISCHE BEWEGUNGEN, UNGESCHICKLICHKEIT (112) *
Extremitäten; UNBEHOLFENHEIT, LINKISCHE BEWEGUNGEN, UNGESCHICKLICHKEIT; Hände (56) *
Extremitäten; UNBEHOLFENHEIT, LINKISCHE BEWEGUNGEN, UNGESCHICKLICHKEIT; Hände; fallen, läßt Gegenstände (43) *
Extremitäten; UNBEHOLFENHEIT, LINKISCHE BEWEGUNGEN, UNGESCHICKLICHKEIT; Untere Gliedmaßen (62) *
Extremitäten; UNBEHOLFENHEIT, LINKISCHE BEWEGUNGEN, UNGESCHICKLICHKEIT; Untere Gliedmaßen; stolpert beim Gehen (54) *
Extremitäten; WASSER; Fuß, als ob; eingetaucht in kaltes Wasser (3) *
Extremitäten; ZITTERN; Allgemein (184) *
Extremitäten; ZITTERN; Obere Gliedmaßen (105) *
Extremitäten; ZUCKEN (248) *
Extremitäten; ZUCKEN; Obere Gliedmaßen (102) *
Extremitäten; ZUCKEN; Obere Gliedmaßen; links (2) *
Gliederschmerzen; ALLGEMEIN (603) *
Gliederschmerzen; ALLGEMEIN; Bewegung, bei; amel. (40) *
Gliederschmerzen; ALLGEMEIN; Knochen (83) *
Gliederschmerzen; ALLGEMEIN; Obere Gliedmaßen (435) *
Gliederschmerzen; ALLGEMEIN; Obere Gliedmaßen; Finger (225) *
Gliederschmerzen; ALLGEMEIN; Obere Gliedmaßen; Finger; Gelenke (78) *
Gliederschmerzen; ALLGEMEIN; Obere Gliedmaßen; Daumen (82) *
Gliederschmerzen; ALLGEMEIN; Obere Gliedmaßen; Daumen; Gelenke (24) *
Gliederschmerzen; ALLGEMEIN; Untere Gliedmaßen (484) *
Gliederschmerzen; ALLGEMEIN; Untere Gliedmaßen; Hüfte (235) *
Gliederschmerzen; ALLGEMEIN; Untere Gliedmaßen; Hüfte; Liegen (20) *
Gliederschmerzen; ALLGEMEIN; Untere Gliedmaßen; Hüfte; Ausdehnung; Oberschenkel, in den (5) *
Gliederschmerzen; ALLGEMEIN; Untere Gliedmaßen; Fußgelenk (162) *
Gliederschmerzen; BRENNEN (302) *
Gliederschmerzen; BRENNEN; Gelenke (24) *
Gliederschmerzen; BRENNEN; Knie (50) *
Gliederschmerzen; BRENNEN; Knie; Kniekehle (18) *
Gliederschmerzen; BRENNEN; Zehen (66) *
Gliederschmerzen; STECHEND (346) *
Gliederschmerzen; STECHEND; Knie (180) *
Gliederschmerzen; STECHEND; Knie; Innenseite (22) *
Gliederschmerzen; STECHEND; Zehen (142) *
Gliederschmerzen; STECHEND; Zehen; Bewegung (4) *

Gliederschmerzen; STECHEND; Zehen; große Zehe (103) *
Gliederschmerzen; STECHEND; Zehen; große Zehe; Ballen (24) *
Gliederschmerzen; ZIEHEN (287) *
Gliederschmerzen; ZIEHEN; Fußgelenke (63) *
Gliederschmerzen; ZIEHEN; Fußgelenke; rheumatisch (2) *
Schlaf; EINSCHLAFEN; schwierig (38) *
Schlaf; ERWACHEN; häufig (239) *
Schlaf; ERWACHEN; Schweiß, durch (54) *
Schlaf; ERWACHEN; Träume, durch (126) *
Schlaf; GESTÖRT (280) *
Schlaf; GESTÖRT; Geräusch, durch das geringste (36) *
Schlaf; RUHELOS (399) *
Schlaf; RUHELOS; Angst, mit (4) *
Schlaf; SCHLAFLOSIGKEIT (535) *
Schlaf; SCHLAFLOSIGKEIT; Mitternacht; nach (168) *
Schlaf; SCHLAFLOSIGKEIT; Mitternacht; nach; 2 Uhr bis 3 Uhr (5) *
Schlaf; SCHLAFLOSIGKEIT; Gedanken, durch (104) *
Schlaf; SCHWER (68) *
Schlaf; UNERQUICKLICH (237) *
Schlaf; UNERQUICKLICH; morgens (23) *
Frost; EISIGE KÄLTE; Körpers, des (34) *
Frost; FRÖSTELN (277) *
Frost; FRÖSTELN; warm; Zimmer; im (12) *
Frost; KNOCHEN, BIS IN DIE (8) *
Frost; SCHÜTTELFROST, Kälteschauer, Rigor (223) *
Frost; SCHÜTTELFROST, Kälteschauer, Rigor; nachts (32) *
Fieber, Hitze; HITZE allgemein (225) *
Fieber, Hitze; GLÜHENDE Hitze (125) *
Schweiß; SCHWITZEN allgemein (207) *
Schweiß; KÄLTE; Hand, der, mit (21) *
Haut; AMEISENLAUFEN, KRIBBELGEFÜHL (150) *
Haut; AMEISENLAUFEN, KRIBBELGEFÜHL; Taubheitsgefühl, mit (2) *
Haut; ANÄSTHESIE (80) *
Haut; GÄNSEHAUT (86) *
Haut; HAUTAUSSCHLÄGE; Allgemein (230) *
Haut; HAUTAUSSCHLÄGE; masernartig (21) *
Haut; TAUBHEITSGEFÜHL (41) *
Haut; WEICHES Gefühl (90) *
Allgemeines; ABEND, 18 Uhr bis 21 Uhr; amel. im allgemeinen (39) *
Allgemeines; MITTERNACHT; agg.; nach (159) *
Allgemeines; MITTERNACHT; agg.; nach; 2 Uhr (54) *
Allgemeines; MITTERNACHT; agg.; nach; 2 Uhr; 3 Uhr, bis (3) *
Allgemeines; ABMAGERUNG (292) *
Allgemeines; ARTERIOSKLEROSE (71) *

Allgemeines; BADEN, waschen; amel. (102) *
Allgemeines; BADEN, waschen; amel.; heiß (17) *
Allgemeines; BEWEGUNG; amel. (209) *
Allgemeines; BEWEGUNG; Bedürfnis (80) *
Allgemeines; ESSEN; während; amel. (82) *
Allgemeines; ESSEN; nach; amel. (120) *
Allgemeines; KRAFT, STÄRKE; Empfindung von (47) *
Allgemeines; LUFT; frische; amel. (212) *
Allgemeines; LUFT; Zugluft; agg. (104) *
Allgemeines; RÄUME; agg. (117) *
Allgemeines; RÄUME; agg.; geschlossene (18) *
Allgemeines; REDEN; agg. (96) *
Allgemeines; RUHE, Ausruhen; amel. (163) *
Allgemeines; SCHLAF; amel.; nach (77) *
Allgemeines; SCHWÄCHE, Entkräftung, Erschöpfung, Prostration, Hinfälligkeit (745) *
Allgemeines; SEITE; rechts (224) *
Allgemeines; SPEISEN und Getränke; Brühe; Verlangen (2) *
Allgemeines; SPEISEN und Getränke; Eis; Verlangen (22) *
Allgemeines; SPEISEN und Getränke; Essig; amel. (15) *
Allgemeines; SPEISEN und Getränke; Essig; Verlangen (19) *
Allgemeines; SPEISEN und Getränke; fette und gehaltvolle Speisen; agg. (82) *
Allgemeines; SPEISEN und Getränke; Früchte; Verlangen (47) *
Allgemeines; SPEISEN und Getränke; Gewürze, Pikantes, gut gewürzte Speisen; Verlangen (45) *
Allgemeines; SPEISEN und Getränke; Kaffee; agg. (74) *
Allgemeines; SPEISEN und Getränke; Kaffee; amel. (34) *
Allgemeines; SPEISEN und Getränke; Kaffee; Verlangen (53) *
Allgemeines; SPEISEN und Getränke; Schokolade; Verlangen (24) *
Allgemeines; SPEISEN und Getränke; Süßigkeiten; Verlangen (103) *
Allgemeines; SPEISEN und Getränke; Würstchen; Verlangen (9) *
Allgemeines; SPEISEN und Getränke; Würstchen; Verlangen; Salami (2) *
Allgemeines; TRINKEN; agg. (91) *
Allgemeines; WÄRME; amel. (158) *
Allgemeines; ZITTERN; Muskeln (4) *

Nachwort

Jede homöopathische Prüfung erhält erst ihren Wert durch die Anwendung des Mittels in der homöopathischen Praxis, da sich dann zeigen wird, welche Symptome bestätigt werden können.

Daher möchte ich alle Kollegen um die Veröffentlichung von Fällen bitten, die dazu beitragen, daß Ginkgo einen gebührenden Platz in der homöopathischen Materia Medica bekommt.

Literatur

Hahnemann, Samuel: Organon der Heilkunst; 6. Auflage; Haug Verlag, Heidelberg, 1991

Die große farbige Enzyklopädie, Urania Pflanzenreich: Moose – Farne – Nacktsamen; Urania-Verlag, Leipzig, 1992

Schmid – Schmoll G.E.: Ginkgo, Ur-Baum und Arzneipflanze, Mythos, Dichtung und Kunst; Wissenschaftliche Verlagsgesellschaft, Stuttgart, 1994

Unseld Siegfried: Goethe und der Ginkgo, Ein Baum und ein Gedicht; Insel-Bücherei Nr. 1188, 1998

Diehm, C., Müller, D.: Rökan, Ginkgo biloba Egb 761, Band 2, Klinik; Springer-Verlag, Berlin, 1992

Swoboda, F., König, P.: Ginkgo biloba, Homöopathische Arzneimittelprüfungen; Documenta Homoeopathica; Verlag Wilhelm Maudrich, Wien, Band 13, 1993

Leesers Lehrbuch der Homöopathie; Martin Stübler/Erich Krug: Pflanzliche Arzneistoffe I; 2. Auflage, 1987, Haug Verlag, Heidelberg

Julian, O. A.: Materia Medica of New Homoeopathic Remedies; Beaconsfield Publishers Ltd., 1979

Mc Ivor, E. G.: Ginkgo biloba – a proving (Auckland, New Zealand), The Brithish Homeopathic Journal 64, 105–106 (1975)

Rätsch, Christian: Pflanzen der Liebe, Aphrodisiaka in Mythos, Geschichte und Gegenwart, 2. Auflage 1995, AT Verlag

Bezugsquellen

Prüfungsmittel in verschiedenen Potenzen (Rezepturanfertigung):
Enzian-Apotheke, Verdistraße 54, 81247 München
Tel. 089/8112675, Fax 089/8116859,
e-mail: enzian-apotheke@t-online.de

Reference Works und Complete Repertorium:
MacRepertory Deutschland-Österreich, Joachim-Friedrich-Str. 3,
10711 Berlin, Tel. 030/89094490, Fax 030/89094491,
e-mail: C.Marent@berlin.snafu.de
www.MacRepertoryDeutschland.de

Schule der Homöopathie, Grubmühlerfeldstr. 14, 82131 Gauting
Tel. 089/893414–0, Fax 089/893414-66,
e-mail: Homöopathie-Forum@az-online.net
www.homoeopathieforum.de

Weitere Veröffentlichungen von Anne Schadde:

O_3zon – Eine homöopathische Studie

Lithium carbonicum – Eine homöopathische Studie

In Vorbereitung für 2001:

Cypraea mappa, genannt die Kaurischnecke –
Eine homöopathische Studie

Lignum aquilaria agallocha, edelstes Räucherholz der Welt –
Eine homöopathische Studie

Anne Schadde und Jürgen Hansel:

Lapislazuli – Eine homöopathische Studie

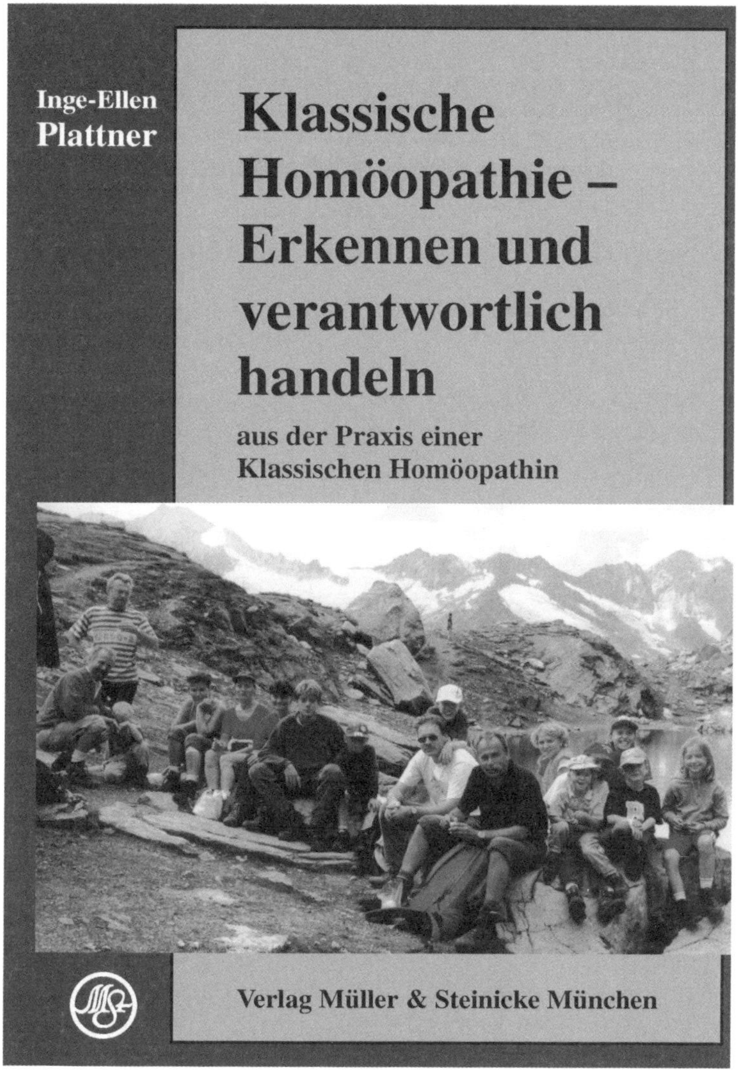

Mit einem Vorwort von Dr. med. Otto Eichelberger

2000, 619 Seiten, gebunden DM 148,–
ISBN 3-87569-169-5

Das neue Buch der Homöopathin **Inge-Ellen Plattner** ist ein Geschenk für alle Homöopathen. Für alle, die mit lebendigem Interesse für das Medium Homöopathie und mit Engagement für den Patienten ihre tägliche Arbeit leisten. Die Autorin zeigt eine neue, erfolgreiche Art des homöopathischen Arbeitens; ihr Buch besitzt die Potenz, homöopathisches Denken zu verändern. Das Werk ist **gelebte Homöopathie**.

Ramanlal P. Patel

Die Kunst der Fallaufnahme

und

Repertorisationspraktik in der Homöopathie

2000, 255 Seiten, gebunden DM 98,-- ISBN 3-87569-163-6

Mit der erstmals in deutscher Sprache vorliegenden Kunst der Fallaufnahme des international bekannten indischen Arztes und Homöopathen Dr. R. P. Patel wird dem interessierten Leser ein äußerst lehrreiches und praxisbezogenes Grundlagenwerk zur homöopathischen Anamneseerhebung zugänglich gemacht. Der Autor berichtet aus seiner mehr als 45-jährigen Praxiserfahrung, von seinen unzähligen Erfolgen, aber auch von seinen Fehlern und therapeutischen Rückschlägen. Dieses spannend und zugleich unterhaltsam geschriebene Buch will dem Lernenden möglichst viele praktische Therapiehinweise und Repertorisationshilfen geben, dem erfahrenen Homöopathen dessen bewährte Untersuchungsmethoden bestätigen und neue Anregungen von einem erfahrenen "Meister" vermitteln.

Hans Eberle / Friedrich Ritzer

A r z n e i m i t t e l l e h r e

Heilung von Krankheiten in modernen Lebenssituationen

Neue homöopathische Arzneien I

Uranium metallicum – Plutonium – Excrementum caninum –
Aqua Hochstein – Scorpio europaeus – Placenta
Mit einem Vorwort von **Alfons Geukens**

1999, 402 Seiten, gebunden DM 118,-- ISBN 3-87569-147-4

Verlag Müller & Steinicke München

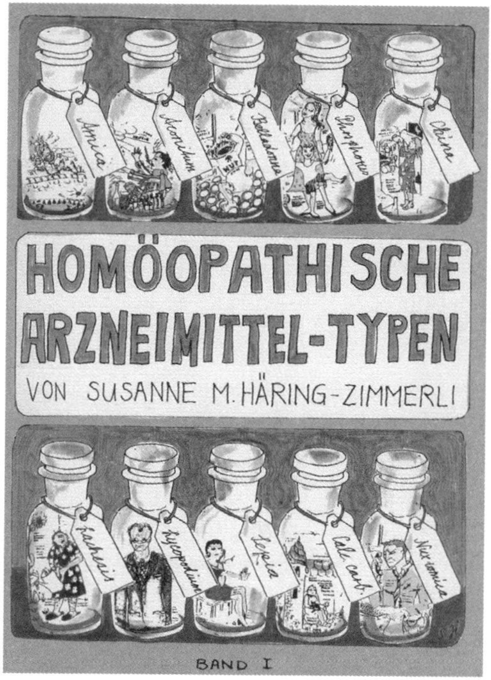

Häring-Zimmerli, S.

Homöopathische Arzneimittel-Typen, Band I

2. neubearb. und erweiterte Aufl. 1997, 85 Seiten,
davon 36 vierfarbige Arzneimittelbilder im Format Din A 4,
ISBN 3-87569-155-5 kartoniert . . . . DM 45,--

Homöopathische Arzneimittel-Typen, Band II

2. neubearb. und erweiterte Aufl. 1998, 85 Seiten,
davon 36 vierfarbige Arzneimittelbilder im Format Din A 4,
ISBN 3-87569-160-1 kartoniert . . . . DM 45,--

...Knapp zwei Jahre nach Erscheinen waren Neuauflagen dieser beliebten, humor- und liebevoll gestalteten Bücher nötig. Es wurden zahlreiche Detailzeichnungen der einzelnen Arzneimittelbider durch neue, noch prägnantere Zeichnungen ausgetauscht, sodaß die informative Aussage der einzelnen Mittelbilder wesentlich gesteigert wird.

Verlag Müller & Steinicke München